商務
科普館

提供科學知識
照亮科學之路

江建勳◎主編

愛滋病肆虐三十載

臺灣商務印書館

愛滋病肆虐三十載／江建勳主編. --初版. --臺北市：
　臺灣商務，　2012. 05
　　面　；　公分. --（商務科普館）

　ISBN 978-957-05-2699-8(平裝)

　1. 愛滋病　2. 文集

415.23807　　　　　　　　　　　101003352

商務科普館

愛滋病肆虐三十載

作者◆江建勳主編

發行人◆施嘉明

總編輯◆方鵬程

主編◆葉幗英

責任編輯◆徐平

美術設計◆吳郁婷

出版發行：臺灣商務印書館股份有限公司

臺北市重慶南路一段三十七號

電話：(02)2371-3712

讀者服務專線：0800056196

郵撥：0000165-1

網路書店：www.cptw.com.tw

E-mail：ecptw@cptw.com.tw

網址：www.cptw.com.tw

局版北市業字第 993 號

初版一刷：2012 年 5 月

定價：新台幣 290 元

ISBN 978-957-05-2699-8

科學月刊叢書總序

◎─林基興

《科學月刊》社理事長

公益刊物《科學月刊》創辦於 1970 年 1 月，由海內外熱心促進我國科學發展的人士發起與支持，至今已經四十一年，總共即將出版五百期，總文章篇數則「不可勝數」；這些全是大家「智慧的結晶」。

《科學月刊》的讀者程度雖然設定在高一到大一，但大致上，愛好科技者均可從中領略不少知識；我們一直努力「白話說科學」，圖文並茂，希望達到普及科學的目標；相信讀者可從字裡行間領略到我們的努力。

早年，國內科技刊物稀少，《科學月刊》提供許多人「（科學）心靈的營養與慰藉」，鼓勵了不少人認識科學、以科學為志業。筆者這幾年邀稿時，三不五時遇到回音「我以前是貴刊讀者，受益良多，現在是我回饋的時候，當然樂意撰稿給貴刊」。唉呀，此際，筆者心中實在「暢快、叫好」！

《科學月刊》的文章通常經過細心審核與求證，圖表也力求搭配文章，另外又製作「小框框」解釋名詞。以前有雜誌標榜其文「歷久彌新」，我們不敢這麼說，但應該可說「提供正確科學知識、增進智性刺激思維」。其實，科學也只是人類文明之一，並非啥「特異功能」；科學求真、科學可否證（falsifiable）；科學家樂意認錯而努力改進──這是科學快速進步的主因。當然，科學要有自知之明，知所節制，畢竟科學不是萬能，而科學家不

可自以為高人一等，更不可誤用（abuse）知識。至於一些人將科學家描繪為「科學怪人」（Frankenstein）或將科學物品說成科學怪物，則顯示社會需要更多的知識溝通，不「醜化或美化」科學。科學是「中性」的知識，怎麼應用科學則足以導致善惡的結果。

科學是「垂直累積」的知識，亦即基礎很重要，一層一層地加增知識，逐漸地，很可能無法用「直覺、常識」理解。（二十世紀初，心理分析家弗洛伊德跟愛因斯坦抱怨，他的相對論在全世界只有十二人懂，但其心理分析則人人可插嘴。）因此，學習科學需要日積月累的功夫，例如，需要先懂普通化學，才能懂有機化學，接著才懂生物化學等；這可能是漫長而「如倒吃甘蔗」的歷程，大家願意耐心地踏上科學之旅？

科學知識可能不像「八卦」那樣引人注目，但讀者當可體驗到「知識就是力量」，基礎的科學知識讓人瞭解周遭環境運作的原因，接著是怎麼應用器物，甚至改善環境。知識可讓人脫貧、脫困。學得正確科學知識，可避免迷信之害，也可看穿江湖術士的花招，更可增進民生福祉。

這也是我們推出本叢書（「商務科普館」）的主因：許多科學家貢獻其智慧的結晶，寫成「白話」科學，方便大家理解與欣賞，編輯則盡力讓文章賞心悅目。因此，這麼好的知識若沒多推廣多可惜！感謝臺灣商務印書館跟我們合作，推出這套叢書，讓社會大眾品賞這些智慧的寶庫。

《科學月刊》有時被人批評缺乏彩色，不夠「吸睛」（可憐的家長，為了孩子，使盡各種招數引誘孩子「向學」）。彩色印刷除了美觀，確實在一些說明上方便與清楚多多。我們實在抱歉，因為財力不足，無法增加彩色；還好不少讀者體諒我們，「將就」些。我們已經努力做到「正確」與「易懂」，在成本與環保方面算是「已盡心力」，就當我們「樸素與踏實」吧。

從五百期中選出傑作，編輯成冊，我們的編輯委員們費了不少心力，包

括微調與更新內容。他們均為「義工」，多年來默默奉獻於出點子、寫文章、審文章；感謝他們的熱心！

　　每一期刊物出版時，感覺「無中生有」，就像「生小孩」。現在本叢書要出版了，回顧所來徑，歷經多方「陣痛」與「催生」，終於生了這個「智慧的結晶」。

「商務科普館」刊印科學月刊精選集序

◎—方鵬程

臺灣商務印書館總編輯

「科學月刊」是臺灣歷史最悠久的科普雜誌，四十年來對海內外的青少年提供了許多科學新知，導引許多青少年走向科學之路，為社會造就了許多有用的人才。「科學月刊」的貢獻，值得鼓掌。

在「科學月刊」慶祝成立四十周年之際，我們重新閱讀四十年來，「科學月刊」所發表的許多文章，仍然是值得青少年繼續閱讀的科學知識。雖然說，科學的發展日新月異，如果沒有過去學者們累積下來的知識與經驗，科學的發展不會那麼快速。何況經過「科學月刊」的主編們重新檢驗與排序，「科學月刊」編出的各類科學精選集，正好提供讀者們一個完整的知識體系。

臺灣商務印書館是臺灣歷史最悠久的出版社，自一九四七年成立以來，已經一甲子，對知識文化的傳承與提倡，一向是我們不能忘記的責任。近年來雖然也出版有教育意義的小說等大眾讀物，但是我們也沒有忘記大眾傳播的社會責任。

因此，當「科學月刊」決定挑選適當的文章編印精選集時，臺灣商務決定合作發行，參與這項有意義的活動，讓讀者們可以有系統的看到各類科學

發展的軌跡與成就，讓青少年有興趣走上科學之路。這就是臺灣商務刊印
「商務科普館」的由來。

　　「商務科普館」代表臺灣商務印書館對校園讀者的重視，和對知識傳播
與文化傳承的承諾。期望這套由「科學月刊」編選的叢書，能夠帶給您一個
有意義的未來。

2011 年 7 月

主編序

◎──江建勳

1981 年 6 月，美國疾病控制及預防中心在其發行的罹病率與死亡率週報上報導：有一種特殊種類的卡林肺囊蟲肺炎於洛杉磯由五位原本年輕健康的同性戀男人身上發生，同時又有一種罕見的卡波西肉瘤出現於男同性戀，兩年後他們體內鑑定出免疫缺乏的病情，即免疫系統崩潰，原因是罹患一種前所未見的反轉錄病毒，後來被命名為「人類免疫缺乏病毒」（HIV），科學家發現此病毒與在非洲中西部感染黑猩猩的「猴免疫缺乏病毒」（SIV）類似，從此世界進入愛滋病的黑暗時期，在全世界已經殺害了二百五十萬人，號稱現代的黑死病，因為歷經三十年科學家仍然還無法製造出疫苗來預防或治療此病，目前使用最廣泛的雞尾酒藥物稱為「高活性抗反轉錄病毒治療法」（HAART），有研究證明可以延長病人十三年的生命，直到最近才應用藥物控制病情，同時讓病人減少傳染他人的機會，即所謂自我感覺良好的「預防就是治療」的說法，由於科學家終究未能發展出疫苗，使得愛滋病的預防工作難以突破。

2008 年諾貝爾醫學或生理獎頒給法國巴斯德研究院的蒙塔尼耶博士與他的女學生巴爾－西諾西教授，表揚他們發現了引起愛滋病的病原：人類愛滋病毒，為何此獎來得這麼遲，因為在 1983 年他們已就經發覺出此病毒，

原因在於美國國家衛生研究院癌症研究所的蓋勒教授也於 1984 年在科學期刊提出四篇論文，證明他才是發現愛滋病毒的第一人，從此兩人爭論不斷，兩國科學家也長期相互吐嘈，法國人認為美國人偷了他們的病毒才能發表論文，而諾貝爾獎委員會一向不介入學術爭端，因此遲遲不頒獎。本書有一篇文章〈不是冤家不聚頭〉談到，他們兩人曾於 2002 年公開討論要合作進行愛滋病毒疫苗的研發，造福非洲落後國家的人民，於是好事之徒就竊竊私語，認為他們兩人根本就是想要獲得諾貝爾獎而作此動作，非常有趣，其實有幾位同時認識蓋勒與蒙塔尼耶的科學家對他們合作的事感到十分困窘，因為這兩位科學家不但在風格上相互衝突，連在實質上也不搭配。

《科學月刊》對愛滋病的議題感到極大興趣，基於將影響人類健康之最新生物醫學科學知識傳播的使命感，早在 1988 年及 1993 年兩度編撰專輯文章深入淺出探討有關對愛滋病在科學研究中理論與臨床治療技術的發展，希望能深入淺出地教導臺灣讀者：唯有藉科學方法與知識才能對此種讓人恐懼的疾病有所了解，破除「同性戀癌症」的迷思，唯因資料稍舊，亦有不明確之處，如有機會將另行編撰成書。二十餘年來，《科學月刊》經常刊登有關愛滋病的相關文章，絕大部分都是根據最新科學研究結果，討論到疾病的各種層面包括病毒基礎、傳播途徑、疫苗研發、雞尾酒藥物作用等。今年是發現愛滋病的三十週年，本書編者在 2011 年《科學月刊》第十期及第十一期為讀者整理出三十年來愛滋病整個發展過程的回顧，但望有興趣的讀者可藉閱讀本書增加對此長時間困擾世人的疾病稍加了解，在與朋友談話時可作為助興與警惕之用。

有一警訊倒是一般人較少留意，現今感染愛滋病毒的女生人數多過男生，而且女生傳染疾病給男生要容易，對此看起來奇怪的結論似乎讓人迷惑，不過美國西北大學芬安伯格醫學院的湯馬斯・霍伯（Thomas Hope）教

授在 2008 年發表一篇論文指出，女生即使健康的生殖道組織也會產生讓愛滋病毒入侵體內的機會，構想非常奇妙，實驗過程也十分符合邏輯，相當程度地解釋了此起先不易了解的現象，幫助編者向學生抒解教學上的難題，因此將這篇文章〈愛滋病毒感染女人之謎〉做為附錄，供讀者解惑之用。

寫於 2011 年 12 月 27 日

CONTENTS
目錄

DNA 測試法找到了 HIV 的隱匿處

◎—江建勳

任教於輔仁大學全人教育中心

美國研究人員發展出一套技術，可以擴增及追蹤血液內個別細胞的 DNA，而且不會破壞細胞。藉著科學家對多群標識過的細胞加以快速排序及研究，這方法已可用來找出病人血液中從前未被偵測到的大量受人類免疫缺乏病毒（HIV）感染的細胞。未來這種方法也適用於檢測孕婦的血液，以篩檢胎兒有無遺傳疾病。

美國芝加哥西北大學的派得生（B. Patterson）、烏林司基（S. Wolinsky）和提爾（M. Till），在研究 HIV 於母親及嬰兒間移轉現象時發展出這種方法。藉著鑑定嬰兒血液中由母親得來之感染 HIV 的細胞，他們就可以研究這些細胞內 HIV 的遺傳物質，並精確地顯示出母親體內不同遺傳品系的病毒「群」裡，那些曾移轉到嬰兒身上。未來的希望是，這些資訊將可幫助科學家來解釋病毒裡決定本

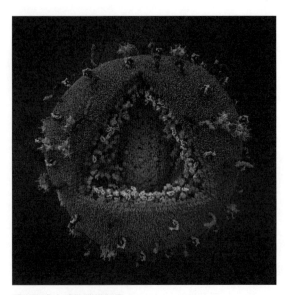
愛滋病毒立體電腦模擬圖

身擴散與否的因子，以及如何制止它們的擴散。

烏林司基說：「如果我們能鑑定出嬰兒體內的由母親而來的細胞，我們就能同樣容易地鑑別母親體內的胎兒細胞。」這樣可能發展出快速而精確的檢驗方法，來偵側某些遺傳性異常疾病。

檢驗方法是利用聚合酶連鎖反應（polymerase chain reaction, PCR）產生一條單股DNA的多個複製品。但這個方法與一般傳統的 PCR 方法有一個關鍵性的不同點，即後者必須將細胞打破以釋放核酸至它們可被複製的溶液內；相反地，芝加哥小組的方法卻能維持細胞的完整結構，而在細胞內就地擴增DNA，然後將DNA標識上一種螢光探針，被HIV感染的細胞就能在顯微鏡下看出，而且可使用流式細胞儀（flow cytometry）來計算被感染細胞的數目。

不像傳統式 PCR，該方法是將 DNA 訊息限制在細胞內，「它就

像在一個裝三明治的塑膠袋裡找訊息一樣，而非在奧林匹克運動會上的游泳池裡撈針。」烏林司基如是說。一旦細胞被這種方法查到，就可以移出並對裡頭的 DNA 加以分析及定序。

　　一個最重要的發現是受 HIV 感染的病人血液裡帶有「比我們想像中多得多的病毒。」烏林司基說，傳統方法在大量血液細胞裡只能找到少許 HIV，比率在 1/1000 及 1/10000 之間；新方法卻時常在十個細胞裡可偵測到其中一個感染了病毒。然而病毒的遺傳物質是在沈潛狀態，並不能在細胞內致活來產生本身的新複製品，而且不會送出任何訊息至細胞膜外的免疫系統。如此病毒便不會被身體的免疫系統偵測到。

　　這個潛伏性被感染細胞的大「貯藏室」誘發，對於藥物及疫苗的設計具有重大的啟示。烏林司基表示病毒處於潛伏狀態，可能有助於解釋為何第一代的抗愛滋病藥物 AZT 作用如此之小。

　　AZT、ddI 及 ddC 都能抑制一種病毒酵素反轉錄酶的活性，這種酵素會使病毒 RNA 內的遺傳物質轉到 DNA 裡，但這個步驟是在細胞裡病毒被活化之後才會發生。烏林司基認為更有效的藥物，應該可讓病毒一直處於沉潛不活化的狀態。

　　目前的發現加上最近其他幾個研究結果顯示：HIV 存在於病人血液內的數量要遠大於先前的檢驗結果。科學家相信這些發現加強

了以下的證據，即 HIV 會破壞免疫系統，結果導致產生愛滋病。

（取材自 New Scientist, 22 May 1993.）

（1993 年 7 月號）

愛滋病毒蛋白和 γ 干擾素結構相類似

◎─林培正

γ 干擾素是人類免疫系統對抗疾病的重要訊號傳遞物，可是令人驚訝的是，據牛津大學的阿朗與金斯曼（Alan and S. Kingsman）兩人發現，愛滋病毒（HIV）的一種稱作 p17 蛋白質，其結構竟然和 γ 干擾素很相近。究竟是巧合呢？還是另有其他重要意義？這是大家很想知道的問題。

可能的假設是：愛滋病毒演化成類似的結構，以便操控免疫系統；或者是：γ 干擾毒素經過演化後，被用來和類似愛滋病毒的一種反錄病毒競爭，使免疫系統免於被病毒控制。

圓顆粒狀的愛滋病毒，當它跑到血流中，會黏在人體 T 型細胞的表面接受器上，然後將其核酸擠入 T 細胞內。一旦進入細胞後，p17 蛋白幫助病毒基因鑲到宿主細胞的染色體上，操控宿主細胞製造

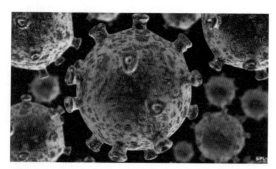

愛滋病毒

病毒基因後，p17 蛋白再幫助新製造出來的病毒衝出宿主細胞，達到繁殖的目的。基於上述機轉，一旦反轉錄病毒（愛滋病毒是其中一種）進入宿主細胞後，要消滅它就很困難，除非把宿主細胞一併毀掉。因此，治療愛滋病的藥物開發方向，不妨針對 p17 蛋白下手。牛津大學的另一研究員坎培爾（I. Campbell）就針對此點，率先使用核磁共振儀（NMR），把 p17 蛋白的三級結構解析出來。

解析出的分子模型看起來像是四條捲在一起的短彈簧，中間穿插不同長度、形狀的螺旋結構，整個結構再由像是短彎曲形的線條捆在一塊。金斯曼按照常規作法，把此一蛋白質的序列資料送到布魯哈文（Brookhaven）的美國國家實驗室，作例行的氨基酸序列比對。比對的結果發現，雖然 p17 蛋白和 γ 干擾素有兩處明顯的結構差異，但是四條類似彈簧的結構中有三條極相似。

是巧合吧？金斯曼不敢斷言。不過在七〇年代，干擾素證實可以抑制反轉錄病毒的複製，並減慢病毒的組合。如今 p17 蛋白結構相似於干擾素，因此推論它們互相競爭，這是很合理的假設。果真如

此，那麼愛滋病毒的治療藥物開發，將會有新的方向。

（取材自 New Scientist, 29 October 1994）

（1995 年 2 月號）

治療愛滋症的新希望
——異種骨髓移植

◎—許英昌博士

任職於英騰生物科技公司

愛滋病是絕症嗎？最近，美國匹茲堡大學及舊金山大學合作進行了一項劃時代的實驗：利用移殖狒狒骨髓中能抗愛滋病毒的 CD-4 細胞，以挽救患者的免疫系統。

後天免疫缺乏症候群（Acquired Immunodeficiency Syndrom，AIDS），俗稱愛滋病，乃由人類愛滋病毒 HIV（Human Immunodeficiency Virus）所引起。自 1981 年發現以來，在美國已經奪去數萬人的性命；科學家估計，世界上至少超過二千萬人受此病毒感染，而且感染人數逐年增加，然而科學家對此症的治療，卻仍一籌莫展。當此高突變率的病毒一接觸到新的藥物或疫苗時，會馬上產生突變，改頭換面而使免疫系統無法偵測出，就如同隱形病毒一樣，不斷地繁殖。此病毒主要感染含 CD-4 的 T 協助者細胞（T helper cells）

及巨噬細胞（macrophages）等，逐漸使免疫系統完全失去功能。

　　科學家在對抗愛滋病時，除了研究新的藥物及疫苗以對抗此病毒外，又有何新療法呢？最近研究人員則利用狒狒骨髓來治療愛滋病患，希望能藉著移植對人類愛滋病毒有抗性的狒狒骨髓細胞至人體內，期盼其生長並恢復人們已受損的免疫系統。這個實驗的原理相當簡單，先前的實驗已證明 HIV 不會感染狒狒的 CD-4 細胞，因此若此臨床實驗成功，將可藉著狒狒的細胞使患者骨髓內產生對愛滋病毒有抵抗力的狒狒 CD-4 細胞，以挽救已失控的免疫系統。此療法和先前用 AZT 或「蛋白酶抑制劑」（protease inhibitor）等以抑制病毒複製為目標的療法完全不同，利用異種器官移植以治療愛滋症，雖然並非十分理想，但卻有許多臨床實驗上的意義和價值存在。第一、將解決捐贈器官來源短缺的問題。第二、帶給瀕臨死亡的愛滋患者一線生機。

　　此項實驗，如 1990 年利用基因療法治療缺乏腺苷酸脫氨基酵素（adenosine deaminase deficiency）兒童的實驗一樣，頗受世人矚目。接受此劃時代異種骨髓移植療法的患者，是一美國人傑夫‧蓋帝（Jeff Getty），他受病毒感染約十五年，最近健康則大大衰退，體內含 CD-4 的 T 助細胞數目也逐漸下降。蓋帝已試過其他療法，這是他生存的唯一機會。蓋帝是抗愛滋病的活躍分子，他進行了約兩年的

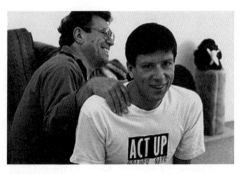

傑夫·蓋帝

抗爭終於獲得有關單位的允許，接受此項實驗。蓋帝也表示他了解可能因此實驗而加速死亡，但他相信若不做任何實驗，將必死無疑，蓋帝對於這實驗可如期實行相當滿意，然而在情緒及生理上尚有許多煎熬得忍耐。他表示，此項實驗的確令人相當恐懼，但感覺上至少在做一件重要的事，而非坐以待斃。目前約有五萬名像蓋帝一樣的患者，有的病情可能更差，即使有更新的藥也無法馬上拯救這些人的性命。而這異種骨髓移植實驗乃是匹茲堡大學及舊金山大學綜合醫院的合作計畫，經處理過後的狒狒骨髓細胞，將像輸血一樣進入蓋帝手臂內。這個爭議性頗高的實驗目的在於使蓋帝的骨髓產生狒狒抗愛滋病毒的 CD-4 細胞，而非更換蓋帝體內已有的骨髓細胞，雖然蓋帝先前的細胞仍將受人類愛滋病毒的感染，但由於狒狒骨髓細胞的注入，將使體內產生一雙重或混合的免疫系統，雖然不會治癒愛滋症，但卻可增加將來抵抗愛滋病毒感染的能力。

為了使此實驗進行順利，蓋帝已先接受少量的抗排斥藥，例如 Cytoxan 或 Cyclophosphamide，蓋帝在實驗前也接受放射線治療抑制

免疫系統，使其不排斥狒狒的細胞，並服用 Foscarnet，以避免細胞巨大型病毒的感染，他目前已服用蛋白酶類抑制物、3TC、D4T 及 Acyclovir 等抗愛滋病毒的藥。而同時匹茲堡大學的研究小組也自一雄性的狒狒中取出骨髓，送往舊金山綜合醫院，將「幹細胞」（stem cell）及幫助細胞（facilitator cell）從骨髓中分離出，注入患者體內。此次為了將來的研究而犧牲狒狒取下其組織保存，假使將來利用狒狒骨髓移植成功的話，動物將不會再繼續犧牲。接下來的日子，醫生將加倍小心觀察，並將蓋帝的血等檢體送往喬治亞州的疾病控制中心，檢查是否會受其他病毒的感染。醫師最關心的乃是患者的免疫功能，一個月後，若蓋帝的免疫系統恢復到實驗前的狀況，即可回家，並且將定時接受檢查，看狒狒的 CD-4 細胞是否生長而且改進蓋帝的免疫系統。

蓋帝將是第三位接受狒狒骨髓移植的人。前兩次的狒狒骨髓移植皆在匹茲堡大學實施，第一次嘗試乃於 1992 年用以治療──五十六歲的愛滋患者，並沒有成功，結果兩年後才透露。第二次對象乃──B 型肝炎患者，B 型肝炎病毒能破壞人體的肝細胞，但對狒狒的肝卻不會有任何傷害，因此研究人員以狒狒肝加上狒狒的骨髓移植以治療患者，不幸失敗。而這次蓋帝接受的骨髓移植和先前兩個例子並不一樣。狒狒的骨髓細胞先被處理純化，使其只包括幹細胞及

幫助細胞兩種細胞，幹細胞能產生包括 CD-4 等十一種不一樣的血液細胞，而幫助細胞乃由匹茲堡大學醫學院蘇珊愛史達（Suzanne T. Il-dstad）醫師所發現，因某些未知因素，此細胞能幫助幹細胞在異種體內生長而不產生排斥，在約二百五十個骨髓細胞中，才有一個幫助細胞。先前愛史達醫生已成功地利用此法在猴子與猴子、狒狒與猴子及人與狒狒中做過實驗。而利用此幫助細胞以助幹細胞在異種體內繁殖以治療愛滋病，則是此實驗中最精彩的部分。

　　雖然愛史達醫生在三年前就有此想法，然而這項實驗並沒有得到有關單位的批准，直到最近經道德及安全的考量後才答應。1996年7月，食品藥物管理局內顧問委員會全體一致同意，接受蓋帝親戚及朋友的請願，但此例子僅侷限於蓋帝一人。顧問委員會也要求了解這實驗是否會威脅到大眾健康。科學家相當關心狒狒可能帶有某些已知或未知的微生物，因而影響受予者的健康，產生些類似愛滋病的傳染病。雖然委員會認為這些機會微乎其微，但也要求科學研究人員更加小心，使用安全性較高的實驗動物。另一方面呢？美國食品及藥物委員會專家在會議中也表示，這實驗導致蓋帝死亡的機會甚大於對他有益，他們所擔心的在於化療、放療及狒狒的細胞移植後可能增加患者感染的機會，並且降低其免疫系統功能。不論他人看法如何，負責這項研究的史蒂芬・笛克斯（Steven Deeks）醫師

表示，還是有機會去克服這困難並成功。事實上，此實驗的重點在於研究異種動物器官移植實驗是否安全而非強調其功效。這個實驗將利用骨髓穿刺或血液檢查等繼續追蹤半年以上後，再來判斷狒狒骨髓對人體影響如何。整個實驗預估將需二十五萬美金，其經費除了來自聯邦及州政府的輔助外，尚有私人的捐獻。

國家過敏及傳染病研究院的佛西（Anthony S. Fauci）醫師表示，從觀念上而言，異種骨髓移植治療愛滋病是一相當大膽而且前衛的創舉，將會有很大的潛力造福人類。另一方面呢？愛史達醫生的終極目的在於研究如何使患者在器官移植後，不需仰賴抗排斥藥，她相信這是一相當實際的目標。而人與人間的骨髓移植，就是一很好的例子，患者一接受捐贈的骨髓後，不再需任何抗排斥的治療。然而人類骨髓移植乃由於不容易找到合適的組織配合，因此只有 30%的血癌患者能得到適合的捐贈骨髓。愛史達醫生相信她所發現的幫助細胞，普遍存在在於包括人的靈長類動物中，而利用此研究結果，將可解決器官移植排斥的問題，進而解決因器官短缺所產生的困擾。假使此實驗成功，將使利用異種器官以治療愛滋病或其他病症有突破性的發展，而且能增加人類對動物器官例如心、肝、腎等的利用。雖然異種器官移植先前已試過，人類接受動物器官活最久的例子，在於 1964 年一患者接受猩猩的心臟活了九個多月，最近由

於捐贈器官的短缺及科學家在免疫學上的成就，使研究人員對異種器官移植又掀起了一熱潮，但成效仍需時間來證明。

　　總而言之，科學家對異種器官移植的了解越多，越有助於醫學研究人員對抗包括愛滋病在內的各種疾病。而幫助細胞的發現，更使異種骨髓移植建立了一新的里程碑。無可否認，雖然此療法在道德及安全上仍有些爭議及考量，但至少給予目前無助的愛滋患者一大鼓舞。

（1996 年 4 月號）

參考資料
1. Kaufman, C. L.; Gaines, B. A. and Ildstad, S. T. Annu. Rev. Immunol, 13: 336-67, 1995.

對抗愛滋病的新武器

◎—許家偉

任職於美國加州大學洛杉磯分校醫學院

由人類免疫缺乏病毒（human immunodeficiency virus, HIV）所引起的愛滋病（AIDS），主要是經由性接觸而傳染的。在目前還未有有效對抗 HIV 的預防性疫苗問世前，其他可行的方法如殺精子劑（spermicides），因其有害的副作用而被禁止使用；而抗 HIV 藥物或能中和病毒的單株抗體又因製造成本太高，不太可能被廣泛使用，因此發展其他防止 HIV 傳染的方法就顯得相當重要又迫切了。而目標細胞就鎖定與 HIV 傳染有關的細胞，如 T 淋巴球（T-lymphocytes）、單核細胞（monocytes）、巨噬細胞（macrophages）及樹突細胞（dendritic cells）。因此，能阻斷 HIV 及其「受體」（receptor）CD4 分子結合的複合物就是發展的方向。

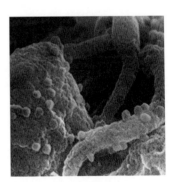

T 淋巴球與愛滋病毒〈綠色顆粒〉

美國紐約血液中心的研究小組本著以上的理念，發現若將一種食用蛋白經特定的「化學修飾」（chemical modification）後，就能對抗 HIV！他們將牛乳糖球蛋白（bovine β-lactoglobulin, β-LG）用無水羥醯基（3-hydroxyphthalic anhydride）修飾成 3HP-β-LG，這種修飾後的球蛋白只需十億分之一的濃度即可阻斷 HIV-1 及猿猴免疫不全病毒（simian immunodeficiency virus, SIV）與其受體 CD4 的結合；而這種抑制作用對 HIV-2 也有相同的效果，由此可見 3HP-β-LG 絕對可應用在防止 HIV 傳染上，而這種蛋白的來源是牛的「乳漿」（whey），符合便宜的原則，也可以被廣泛的使用。

（取材自 New Scientist, 14 September1996.）

（1996 年 12 月號）

抗愛滋基因的發現

◎─艾麗霜

愛滋病（AIDS）是因感染到人類免疫缺乏病毒（HIV）所造成的，HIV 可藉由性接觸、透過胎盤母親傳給胎兒或輸血而感染。大多數的人接觸到 HIV 便很容易受到病毒的感染，然而，有少部分的人，在完全沒有保護措施下接觸病毒，卻沒有感染，這引起各地研究愛滋病科學家們的注意，想要探究他們抗愛滋病的原因。

　　早在 1986 年，葛納（Gartner）等學者，就依早期感染和已發病的病人身上所分離出來的 HIV-1 病毒，概略分為「傾向感染巨噬細胞類型」（Macrophage-tropic virus）和「傾向感染 T 淋巴球類型」（T-cell tropic virus）。1996 年，范（Feng）和亞克哈替（Al-khatib）等學者發現，這些病毒

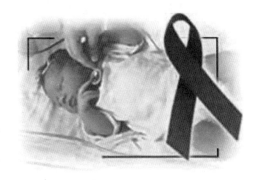

愛滋病毒會垂直感染

要進入細胞中，除了需辨認 T 淋巴球上的 CD4 外，尚需一個「輔助受體」（coreceptor）的幫忙，T-cell tropic virus 是利用「融合素受體」（fusin receptor），而 Macrophage-tropic virus 則利用「化學激素受體-5」（chemokine receptor 5, CKR-5）來進入細胞。這個重大發現，引起世界各地的「愛滋病研究實驗室」紛紛針對那些高危險族群中仍未感染個案做研究。

其中美國一研究室針對二位暴露在高危險性性行為下而未感染的個案做研究，發現他們在 CKR-5 基因上都有三十二個核苷酸序列的缺失，產生沒有功能的 CKR-5 受體，造成 Macrophage-tropic virus 無法利用這個受體進入細胞，因而可以抵抗 HIV-1 的感染。

另一個研究小組結合了世界各地的研究群，篩選了三千個不同種族和不同血清型（血清HIV-1 陽性或陰性）的個體，發現在陰性血清型的個體中有八個是帶有此缺陷基因，陽性者未發現帶有此缺陷基因，在種族方面，除了西、中非和日本外，其他種族都有發現帶有此缺陷基因的個體。

其他的研究室，則對高危險族群，如血友病患者、男同性戀和靜脈藥物注射者進行研究，約二千個個案中有十七個是帶有缺陷基因的，這些個案到目前為止，血清仍呈陰性反應。更令人驚訝的是，這些帶有缺陷基因者，在外表上並沒有因「無功能的 CKR-5」

而有任何臨床症狀。

　　從以上的研究顯示，CKR-5 輔助受體的缺陷，似乎在阻礙 HIV-1 的傳播上扮演著一重要角色。而這個缺陷基因的發現也將提供學者未來研究抗愛滋藥物和疫苗一個重要的方向。

（取材自 Cell, Vol.86: 367~377, 1996; Science, Vol.273: 1856~1861, 1996; Nature, Vol. 382: 722~725, 1996.）

（1997 年 2 月號）

「基因剪刀」與愛滋病毒

◎—謝奉家

農委會藥物毒物所生物藥劑組助理研究員

核糖酶（ribozymes）是最新加入對抗愛滋病的酵素，如果核糖酶能夠成功地治療愛滋病毒，它們將成為一種能同時治療病毒與非病毒疾病的新時代治療法。

美國科羅拉多大學的 Tom Cech 因為發現核糖酶，獲得 1989 年的諾貝爾化學獎。最先被了解的核糖酶，是一段從原生動物四葉蟲（Tetrahymena）得來的 RNA 序列。

Cech 證實 RNA 可以具有酵素功能，能夠切碎與去除一部分 RNA 序列。目前已有許多其他核糖酶陸續被發現或合成，全部來自 RNA，而且都能藉由其本身一股 RNA 或另一股 RNA 的特定序列來切取。

目前由 Cech 設立的核糖酶製藥公司（Ribozyme Pharmaceuticals）已經合成二種可以攻擊 HIV 遺傳物質的核糖酶，上述開發人員認為 RNA 的「標的序列」（target sequences）在人體內其他地方出現的可

能性是微乎其微，所以副作用應該很低。

　　Cech 的公司希望今年（1997）能開始進行人體的臨床試驗，去年（1996）11 月在倫敦的一項會議上，該公司總裁 Ralph Christoffer-sen 說：「到目前為止，核糖酶仍未用於人體，所以人體臨床試驗將是一個重要的開始。」

　　進行臨床試驗將使核糖酶製藥公司超越其他競爭者，因為在加州大學聖地牙哥分校與澳洲雪梨各有一組研究人員，也希望能儘早開始進行類似的臨床試驗。

　　不像其他被設計用來攻擊 HIV 的藥物，以核糖酶為基礎的治療方法能夠同時攻擊病毒體一個以上的部位，這種方式應該會使生物體減少抗藥性的發生，Cech 公司的研究人員希望最終能發展出一種可以同時攻擊病毒多達七或八處目標的核糖酶治療方法。

　　今年臨床試驗的治療方法將只針對 HIV 遺傳機制的二個位置，一個在 Tat 基因，另一個是位於 Tat 與 Rev 基因之間的接合處。

　　臨床試驗將包括十二位曾經感染HIV-1病毒但沒有產生症狀的病人，研究人員會先分離出原始血液細胞 CD34$^+$，接著以一種無害且經過基因工程處理的反轉錄病毒（retrovirus）來感染這些 CD34$^+$ 細胞，這些經過基因工程處理的反轉錄病毒會將二個對抗 HIV 的核糖酶基因傳輸到 CD34$^+$細胞內，而且併入人體 DNA。最後再將這種變

更處理過的細胞輸回病人體內，這些基因工程處理過的反轉錄病毒一旦完成工作後，便會自行分解。

　　研究人員已經證實，在實驗室培養的CD34+細胞可以接受上述基因，並利用它們製造所需的核糖酶，原始 CD34+細胞的子代細胞也遺傳有上述基因。

　　變更處理過的細胞，成熟後能夠成為各種血液細胞，尤其是已被改變過的原始母細胞可以抵抗 HIV 的感染，而且它們的子代細胞最後也能重新儲有親代的整個免疫系統，即使治療一次，這技術就能發揮功效，Christoffersen 說：「原則上，這技術能一次解決問題，但是這些初步實驗只能證明它是否安全無虞。」

　　將核糖酶注射到猴子與老鼠的血液內並沒有副作用產生，所以該公司希望在人體方面也不會有任何副作用。他們已經在去年 12 月向美國食品藥物管理局提出申請，希望在今年初能獲得核准開始進行臨床試驗。

　　核糖酶不只可用來攻擊病毒，該公司也正在申請測試一種以核糖酶為基礎的藥物，這種藥物可以用來預防糖尿病患者失明。

　　在美國每年至少有一百萬個糖尿病人，因為血管增生超過視網膜而造成失明。這是因為某些蛋白質在「血管生成期」（angiogenesis）能幫助誘使血管進入眼睛，而核糖酶的治療便是破壞這類蛋白

質，核糖酶主要是藉著破壞製造蛋白質的 mRNA 以干擾蛋白質的產生。然而，在此種情況下並未使用基因工程技術，取而代之的是直接將核糖酶注射到眼睛內。

Cech 與同事們宣稱他們能用各種特製的核糖酶來攻擊任何他們所選取的 RNA 目標，重要的是，該公司已經發現可以用一種化學方法將核糖酶分子拉住而使它們在體內多停留幾天，避免核糖酶被其他酵素切碎掉。

英國牛津的 William Dunn 病理學院的 William James 是核糖酶與愛滋病專家，他認為由於 CD34⁺ 細胞在體外很容易遭到破壞，所以臨床試驗將很棘手，他擔心如果研究人員匆促進行測試，可能會被令人失望的結果打消念頭而降低整個以核糖酶為研究方法的興趣。

（取材自 New Scientist, 7 December 1996.）

（1997 年 5 月號）

細胞異端顛覆了愛滋病學家

◎—江建勳

如果荷蘭科學家所作具爭論性的研究工作被廣泛支持的話，愛滋病研究人員可能必須要重新思考人類免疫缺乏病毒（HIV）如何摧毀免疫系統的理論。

阿姆斯特丹大學的一個研究小組相信 HIV 不會殺死 CD4 淋巴細胞（一種關鍵性白血球），而從前認為會。相反地，這些科學家卻說病毒根本就在製造細胞的部位不讓這種細胞產生，如果情況真是如此，那麼愛滋病的治療設計可能須要整個改變。

現今對於 HIV 如何引發愛滋病的最流行理論為：病毒每天複製了幾百萬個分身而將免疫系統癱瘓。根據以前的理論，為了反擊，免疫系統每天也奮力製造出數百萬個 CD4 細胞來替補被病毒殺害的細胞，最後，新細胞的大量增生卻趕不上 HIV 快速的複製步調，因此 CD4 細胞的數量開始下降，而病人病情則愈來愈嚴重，這個理論已經受到紐約亞倫戴蒙愛滋病研究中心（Aaron Diamond AIDS Research Center）的何大一（David Ho）博士及阿拉巴馬大學的喬治·蕭（George Shaw）支持，荷蘭研究人員接受 HIV 可大量複製的說法，但是他們不贊同成熟 CD4 細胞可被摧毀的想法。

荷蘭研究人員的理由是：如果 CD4 細胞繼續不斷地被取代，則任何時候那些在血液中循環的細胞應該相當年輕，於是他們決定估計攜帶 HIV 的病人各段時間 CD4 細胞的年齡，他們測量細胞「端粒」（telomere）的長度；此構造是染色體末端的 DNA 區域，已知每次細胞分裂及複製時端粒會變短，研究人員發現端粒長度保持穩定不變，於是他們解釋：這意味著 CD4 細胞並不會一直被取代，「CD4 細胞在 HIV 感染的病人體內並沒有被大量轉換掉，」領導這個研究小組的法蘭克·米迪馬（Frank Miedema）如此解說，「我們的研究數據無法用其他方式解釋。」

如果成熟的 CD4 細胞並未被殺死或取代，那麼要說明 HIV 感染過程中這種細胞數目不斷下降的現象的唯一解釋，就是病毒停止了本身的製造。小組另一個成員雅普·高德史密特（Jaap Goudsmit）這樣說道。

單單 CD4 細胞是如何製造出來尚且弄不清楚，HIV 如何抑制製造這種細胞的方法更是一團謎。但是免疫學家相信所有 T 細胞皆由骨髓內未成熟的「先驅」（precursor）細胞開始形成，然後移轉至其

他器官，包括胸腺及腸道，在此開始成熟並且特化，來執行不同的功能。例如，有些發育成 CD4 細胞，有時被稱為「協助者」（helper）細胞，因為它們能協調免疫系統的其他細胞；而其他發育成「殺手」（killer）或 CD8 細胞，它們攻擊而且殺死其他被感染細胞。荷蘭研究人員懷疑 HIV 可能摧毀骨髓中的先驅細胞，或改變關鍵性訊息化學物質，或管制免疫系統的「細胞素」（cytokines）。

如果先驅細胞及管制它們的細胞素被 HIV 破壞或干擾，那麼免疫系統被感染的情形可能要比我們所想像的更糟，CD4 細胞具有不同的次類（subtype），它們皆執行特殊任務，有一個主要類別稱為 TH1 細胞，能殺死病毒，另一個類別為 TH2 細胞，對於感染能激發強力的抗體反應，其他的 CD4 細胞則介於這兩各類別之間，如果荷蘭科學家的理論是對的，即產生這些類別細胞的母細胞可能被摧毀的話，則整個免疫系統就會完全失去必要的武器裝備。

英國牛津大學分子醫學研究所的研究人員安得魯‧馬克麥可（Andrew McMichael）說：如果研究結果反應出這種情況真正發生於體內，那麼罹患愛滋病的病人就得增強 CD4 細胞在起源處的製造量，如同某些細胞素的作為一樣。

但是何大一博士卻未被荷蘭的研究說服，他認為端粒的長度會被一種「端粒酶」（telomerase）的活性影響，這種酵素會將端粒切

開而與細胞分裂無關。他也認為荷蘭研究人員一定要更深入地研究血液中 T 淋巴細胞的數量及年齡，何大一博士解釋：「他們的結論不能被評斷，除非對於 T 細胞族群的動態做過仔細的分析。」

　　米迪馬認為這兩個研究小組完全不同的發現可以用他們所採取的不同研究方法來解釋：「美國研究人員採用的是數學模式，而我們的方法是生物測量。」但何大一博士說有實驗證據顯示在 HIV 感染中，CD4 淋巴細胞繼續不斷地被更新，這個爭論性議題可能可以用感染 SIV（猴子所感染與人類 HIV 相當的病毒）的猴子與未感染的猴子來比較後確定。他預測在被感染動物的體內 CD4 細胞的替換率會比較高。

（取材自 New Scientist, 7 December 1996.）

（1997 年 7 月號）

愛滋病毒與細胞間的毀滅性交手

◎—江建勳

病毒進入細胞之前，在進門處必須與細胞打一個祕密交道。直到最近，愛滋病研究人員只知道愛滋病毒用來巧妙進入白血球（病毒主要目標）的開啟工具，但在過去幾年，研究愛滋病毒及免疫系統化學物質（稱為化學增活素，chemokines）間的複雜關係後，研究人員終於瞥見愛滋病毒與白血球相遇時所發生的一整套衝撞、拖曳及搶奪的角力動作。了解了這些歷程後，將可以幫忙研究人員對病毒摔上房門，阻止病毒進入細胞。

美國食品藥物管裡局的切瑞·列普漢（Cheryl Lapham）及韓納·葛汀（Hana Golding）和國家癌症研究所的狄米特·迪米特羅夫（Dimiter Dimitrov）領導的研究，發現愛滋病毒與白血球細胞表面發現的兩個「受體」（receptor）有多階段的交互作用。研究結果顯示

HIV結合上CD4的受體後，會再
與第二個分子融合，這就是近來
重新命名的 CXCR4；正常情況
下與化學增活素結合，這種雙重
扣夾作用可能給受體一種訊息引
導病毒侵入細胞，「如果觀察是
真實的，那就太令人興奮了」。

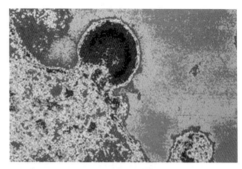

一顆愛滋病毒正要從一個淋巴細胞中分裂出

一位曾經在英格蘭醫學研究委員會（Medical Research Council）研究
過愛滋病毒如何進入細胞的細胞學家馬克・馬許（Mark Marsh）如
此讚嘆道。

　　馬許謹慎的稱許得到同一領域其他人的回應，這些人採用葛汀
及其合作者所使用的技術，卻未能釐清愛滋病毒與化學增活素受體
間的精確關係。美國賓州大學的羅伯・竇姆斯（Robert Doms）說：
「滑稽的是他們似乎並未真正地做出什麼特別的研究成果。」但他
仍然解釋：「發表的論文看起來甚具說服力。」而其他未發表的發
現卻可證實其結論。

　　美國食品藥物管理局研究人員的發現，是由葛汀及許多其他研
究愛滋病的人已進行過之探尋工作延伸出來的，研究人員知道下列
事實已超過十年：愛滋病毒與白血球（已知為 T 淋巴球）最初的緊

密相接過程中，病毒表面的蛋白質gp120與細胞上的CD4受體結合，但是 1986 年的研究卻顯示愛滋病毒需要額外的因子（可能是細胞表面的第二受體）來打開細胞膜。

葛汀實驗室探尋此「輔助因子」（cofactor）是依賴一種稱為「免疫沈澱法」（immunoprecipitation）的技術，這種方法是利用抗體將此一愛滋病毒與淋巴球細胞結合所需的特別分子由一群分子團中釣出，特殊的部分是研究人員將gp120加入帶有CD4受體的T淋巴細胞中，並將混合物切碎或分解，然後他們使用gp120抗體或CD4抗體與分解物進行免疫沈澱作用，藉分析最終沈澱物之分子量，研究人員發現一個連結於 gp120-CD4 複合物上的蛋白質。

但是在葛汀能鑑定出此一蛋白質之前，國家過敏及傳染病研究院的愛德華‧柏格（Edward Berger）卻搶先一步，他於 1996 年 5 月 10 日的《科學》（Science）期刊上報告，利用一種分子生物學方法篩選無數可能的輔助因子後，發現了一個神祕的因子：就是 CXCR4（從前的「融合素」LESTR 或稱 HUMSTR），這是一種特定與化學增活素結合的細胞表面受體。後續的研究顯示 CXCR4 只是不同株愛滋病毒感染細胞時的幾種化學增活素受體之一，但直到目前，尚無人曉得CXCR4和其表兄弟們是否作為真正的「輔助受體」（coreceptor）並實際與病毒結合，或者它們的角色較為間接，例如通知細胞

讓愛滋病毒進入，甚至不與病毒直接接觸。

　　雖然葛汀的實驗室並未贏得競賽，但卻是由早期的工作導致目前的發現。正如研究人員所指出，從前與 gp120-CD4 複合物進行免疫沈澱得出的物質的確是 CXCR4，因此確認化學增活素受體與病毒會直接接觸，「重要的意義在於愛滋病毒能進入細胞是gp120 與化學增活素受體交互作用的的結果」。紐約大學的丹姆・里特曼（Dam Littman）如此解釋，他所主持的實驗室是第一個發現愛滋病毒與化學增活素受體之間具有關聯性的實驗室之一。

　　工作於紐約市亞倫戴蒙愛滋病研究中心（Aaron Diamond AIDS Research Center）的亞歷山大・特克拉（Alexandra Trkola）也得到類似的結論，1996 年 10 月在舊金山的一個化學增活素會議上，他提出實驗結果證實：愛滋病毒感染淋巴細胞時，gp120 會結合到另一個化學增活素受體，特克拉及共同研究人員將焦點集中於 CCR5，這是病人第一次感染愛滋病毒時占最人多數病毒株所結合的化學增活素受體。哈佛大學醫學院的約瑟夫・梭德羅斯基（Joseph Sodroski）、葛瑞格・傑拉德（Craig Gerard）及他們的同事也不斷發現更多有關愛滋病毒結合到化學增活素受體的證據。哈佛大學及亞倫戴蒙愛滋病研究中心的研究結果都已經被《自然》（*Nature*）期刊接受發表。

　　目前研究人員開始推測病毒進入細胞時這種雙重接觸作用如何

產生，從前摩爾、梭德羅斯基及其他人的研究顯示在gp120與淋巴細胞上之CD4受體結合之後，此複合物經過一種「確認改變」（confirmation change）作用，扭曲的結果呈現出蛋白質的不同部位，這種形態的改變引起一些研究人員爭論究竟是什麼因素使得複合物結合到化學增活素受體上，賓州大學的竇姆斯提出警告說：「事情變得模糊不清。」葛汀的想法與大部分人一致，即化學增活素受體與gpl20-CD4 複合物融合後，愛滋病毒外套蛋白質 gp41 的底部突然脫離gp120，實際上是將細胞膜撕開，然後化學增活素受體將 gpl20-CD4 複合物送入細胞，完成整個過程。

　　這種情節離證明事實的真相還遠得很，但研究人員已經想像出可以將病毒擋在細胞外面的方法，最終可能對已感染者及未感染者皆有助益，例如抑制化學增活素受體與gp120連接的抗體，可能可以降低或甚至停止感染愛滋病毒病人愛滋病的發作，與此相似的是，疫苗也能教導免疫系統製造抗體抑制這種交互作用，而進一步保護未被感染者。因此新的研究數據不但能使那些想要了解愛滋病毒如何溜進細胞內部每一步驟的研究人員獲得學識上的滿足，同時也讓研究人員進一步明瞭如何對愛滋病毒關上大門，不讓它們進入細胞。

（取材自 Science, 25 October 1996.）

（1997 年 7 月號）

愛滋病毒覬覦的另一目標

◎—江建勳

人類免疫缺乏病毒（HIV）傳染的途徑仍然有許多謎團待解：免疫系統細胞除了 T 淋巴球之外，其他細胞在愛滋病發生上是否扮演任何角色呢？

HIV 的主要目標是 CD4 T 淋巴球（因為淋巴球表面帶有 CD4 受體而命名），而愛滋病的發生與 CD4 T 淋巴球數目大量下降有密切關係，但是病毒也會攻擊巨噬細胞及樹突細胞，兩者在免疫反應時同時執行不可或缺的功能，新證據指出這兩種細胞（為某些稱為「另類 HIV 感染」的指標）可能是許多愛滋病研究中尚未解決之問題的答案。

HIV 的藏匿處？

巨噬細胞除了具吞噬作用外，也作為一種呈獻抗原的細胞，它們襲取外來蛋白質並呈獻給 T 淋巴球，T 淋巴球對入侵者展開毀滅的

行動。樹突細胞也扮演相似角色，在呈獻抗原時，巨噬細胞和樹突細胞與淋巴細胞非常靠近，因此許多研究人員都認為這兩種細胞是「特洛伊木馬」，將 HIV 傳送到從前未受感染的 T 細胞內。

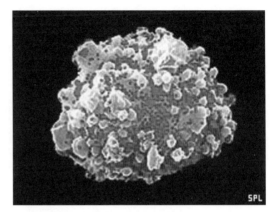

巨噬細胞被愛滋病毒〈紅色顆粒〉感染

由於巨噬細胞是第一批被病毒攻擊的細胞之一，它們與愛滋病的關聯性則又進了一步，而感染早期占多數的病毒株時常被稱為是「親巨噬細胞」（macrophage-tropic），這個現象使得研究人員推測巨噬細胞可能作為 HIV 的儲存場所，特別是在感染早期，這個想法由以下的觀察得到支持：當 CD4 T 細胞被 HIV 感染後幾天內就死亡，同樣受感染的巨噬細胞似乎可繼續存活好幾個月而且仍然繼續釋出病毒。

病毒工廠

HIV 感染的謎題之一為：即使在愛滋病末期 CD4 T 細胞幾乎完全被消滅時，仍然有非常大量的病毒不斷湧入血液，「這個現象仍是個謎！」義大利聖羅菲科學院的免疫病毒學家鳩伊多‧波利（Guido

Poli）如此感嘆，「我們不知道病毒躲在何處複製自己。」

　　美國國立衛生研究院的微生物學家莎倫·瓦爾（Sharon Wahl）與喬治華盛頓大學的珍·奧倫斯坦（Jan Orenstein）同時發現：在愛滋病後期，某些組織內的巨噬細胞會變成製造 HIV 病毒的主要部位。他們檢視那些受苦於肺部感染真菌「卡氏肺囊蟲肺炎」（Pneumocystis carinii）及細菌「鳥結核分枝桿菌」（Mycobacterium avium）的愛滋病人，發現取自淋巴結活組織檢體（內含有肺部巨噬細胞）內含有「巨量」的病毒。瓦爾報告說，病毒主要藏身於巨噬細胞內，而受到 HIV 感染的巨噬細胞可能大大地造成末期病人所見到血液中大量病毒的現象。

　　英國倫敦大學聖瑪莉醫學院的病毒學家約翰·克拉克（John Clarke）及其同事的研究結果指出，在整個感染過程上，HIV 感染肺部巨噬細胞的現象可能很重要，而且對於藥物的研發設計有重要提示。克拉克小組由罹患愛滋病人的血液細胞及肺部巨噬細胞來分析 HIV，在超過一半以上的病例發現有重大遺傳性狀變異的病毒；同樣地，由血液及肺部所取得之 HIV，分別對抗病毒藥物 AZT 的抗藥性也有極大不同，這種病毒株的不同使得研究小組人員得到一結論：HIV 在肺部巨噬細胞及血液內可能有不同的演化途徑。這個發現暗示藥物治療及疫苗發展必須追蹤不同的感染部位，「在我們能控制

疾病之前，我們必須知道在每一個被病毒攻擊的部位究竟發生什麼事？」克拉克說。

大腦過濾器

在 HIV 感染時已知大腦內的巨噬細胞扮演一個關鍵性角色，病毒似乎會攻擊大腦中稱為「小神經膠質細胞」的（microglia）巨噬細胞，「無疑地 HIV 感染巨噬細胞對於發生 HIV 腦病變極端重要。」克羅（Crowe）評論說。除此之外，德國國立環境及衛生研究中心的病毒學家露斯・布雷克—韋訥（Ruth Brack-Werner）報告：「星形細胞」（astrocytes，幫忙保護血腦障礙的腦細胞）也可能被 HIV 感染，而它們卻不大會產生病毒後代。

到第三期時愛滋病人產生各種神經症狀，包括最嚴重病例的愛滋病癡呆症，但是對於愛滋病如何導致大腦受損卻了解極少，有幾位研究人員提出新證據顯示 HIV 會刺激巨噬細胞產生許多神經毒性物質，包括氧化氮（nitric oxide）及發炎性免疫—訊息分子，同時布雷克—韋訥提出受感染之小神經膠質細胞及星形細胞可能共同作用，釋放出 HIV 蛋白質（許多被認為具神經毒性）到腦組織裡。

角色轉變

目前愛滋病研究工作的一個主要關切點為，HIV 可能將巨噬細胞由友善的協助者轉變為惡毒的敵人（正常情況下會幫助 T 細胞認出入侵者），雖然大家對於 HIV 真正如何摧毀 CD4 T 細胞的問題仍然激烈地爭論不休，卻有一個長期站立不倒的理論指出這些 CD4 T 細胞是被誘發而產生自殺行為，這種過程稱為「細胞自刎」（apoptosis），在動物正常發育及免疫過程中扮演重要角色，但是卻可能在 HIV 感染中失去控制。

義大利麥西納大學的安東尼奧・馬斯汀諾（Antonio Mastino）報告一個新的研究結果顯示，被 HIV 感染的巨噬細胞當與 T 細胞接觸時，會誘發 T 細胞自刎。巨噬細胞似乎釋放出某些物質，會增加 T 細胞表面啟動細胞自刎之蛋白質（稱為 Fas）量，而羅馬大學卡羅・伯諾（Carlo Perno）實驗室的博士班研究生史蒂芬諾・阿達羅（Stefano Aquaro）也報告說，被愛滋病毒感染的巨噬細胞也能引發腦部星形細胞的自刎現象。

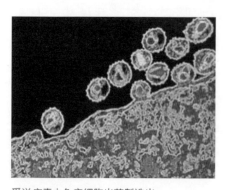

愛滋病毒由免疫細胞出芽製造出

身體守門員

　　特別引起研究人員興趣的一個主題是，巨噬細胞及樹突細胞的另一個可能的功能是作為守門員，決定何種愛滋病毒株能進入身體並且造成感染。長久以來已知在愛滋病感染早期「親巨噬細胞」的病毒株占多數，而另一種毒性更大的病毒株（有時稱為「親 T 細胞」，T cell-tropic）稍晚出現，澳洲麥克法蘭柏耐特中心（Macfarlane Burnet Centre）的保羅・卡麥隆 Paul Cameron 報告：將親巨噬細胞及親 T 細胞的愛滋病毒置於皮膚樣品上時，親巨噬細胞病毒株優先被皮膚樹突細胞選取並穿越皮膚。

　　卡麥隆與麻州醫學中心史帝文生（Stevenson）的研究最近發現：親巨噬細胞及親 T 細胞病毒株利用不同受體以進入標的細胞，這現象引起一種可能性，即巨噬細胞及樹突細胞受感染可能是形成 HIV 感染的一個不可或缺的前提。聖地牙哥加州大學免疫學家科恩布魯斯（Kornbluth）說這是病毒散播的一個「瓶頸」，如此這般的角色隱隱暗示阻斷這兩種細胞之感染必定成為藥物設計者的目標，科恩布魯斯表示：「即使病毒被 T 細胞完全壓制，但是如果未經十足治療，它們可能仍然會再度引發疾病。」看起來巨噬細胞不會處於研究的邊陲地帶太久了。

（取材自 Science, 274:1464-1465, 1996.）

（1997 年 10 月號）

預防愛滋病的新希望

◎—江建勳

科學家發現，由圓形環狀 DNA 製造的疫苗可使靈長動物不受人類免疫缺乏病毒（HIV）之感染。這個結果應該可以恢復人們對於抗 HIV 之 DNA 疫苗的興趣。這種疫苗的製造價格低廉，而且能適用於不同病毒株的病毒。

大約五年前，科學家就指出注射含病毒基因的環狀 DNA，會讓小鼠受到保護而不被活病毒感染。這個辦法之所以行得通，是因為此 DNA 使用動物本身的細胞為工廠製造病毒蛋白質，就如同病毒自己製造的一樣。這個結果愚弄了動物的免疫系統，使之展開攻擊病毒而擊退病毒進一步的入侵。美國賓州大學的大衛‧偉納

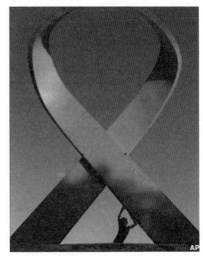

愛滋病的象徵，紅絲帶

（David Weiner）說：「這看起來像極了是一種真正的感染現象，因此免疫系統開始搜索並且摧毀製造蛋白質的細胞。」

但是，這類蛋白質似乎在靈長動物身上不起作用。當研究人員採用這種技術來對抗猴類免疫缺乏病毒SIV（一種與人類HIV相當，而發生於猴子的病毒）時，環狀 DNA 卻未能防止猴子受到感染，原因何在尚未知曉。

偉納和同事在黑猩猩身上測試一種可能有效的人類 DNA 疫苗，因為黑猩猩與人類相似得多，也會被HIV感染。而研究結果發表於5月份的《病毒學期刊》，他們認為受感染的黑猩猩最終可能還是會發展出類似愛滋病的致死性疾病。偉納的小組測試了一對每環都含有兩個 HIV 基因的環狀 DNA。接受實驗的兩隻黑猩猩一年內都注射八次環狀 DNA，第三隻對照組黑猩猩則注射不含 HIV 基因的環狀 DNA。在最後一劑注射後八星期，三隻猩猩皆注射大量活病毒，接下來的四十八個星期，研究人員定期抽血檢測有無病毒基因組存在。

兩隻接受疫苗注射的黑猩猩在第六個星期以及第八個星期發展出可辨識的感染狀況，但是隨之病毒數量巨幅下降，直到最後偵測不出來，而且再也沒有回升過。此現象顯示注射過疫苗的黑猩猩能擊退病毒，即使病毒已經侵入細胞；如同預期一樣，對照組黑猩猩

在給予病毒兩星期後得到感染，而且在整個實驗過程中體內一直維持大量的病毒數目。

美國奧克拉荷馬大學健康科學中心的諾納爾‧甘迺迪（Nonald Kennedy）認為，雖然這個研究結果並不一定表示疫苗對人類也有效用，但至少已恢復了有關 DNA 疫苗研究方法的信譽，「這是一個極佳的徵兆，大家必須真正大力推動這種技術來進一步發展愛滋病疫苗。」目前已開始進行小型的臨床試驗以測試疫苗對人體之安全性。

（取材自 New Scientist, 3 May 1997.）

（1997 年 10 月號）

愛滋病血漿的妙用

◎—江建勳

這件事聽起來似乎很稀奇，但是一位英國劍橋的科學家卻宣稱取用愛滋病帶原者的血漿，可以延緩愛滋病的發作。這種令人爭議的愛滋病治療法是將帶有愛滋病毒但仍然健康的人血漿給予另一個愛滋病人，結果對捐血者及受血人皆有益處。

　　這個研究小組是由英國劍橋大學的血液學家亞伯拉汗・卡葩斯（Abraham Karpas）所領導，他們相信這個發現提供了醫生一種廉價的方式來延緩愛滋病帶原者發病的時間。其他研究人員認為這個結果相當有趣，但是希望得到更多證據。

　　過去十年以來，卡葩斯一直鼓吹一種想法：愛滋病毒陽性但健康的人血漿能激發提升愛滋病病人的免疫系統，他認為這種血漿提供了一群新鮮抗體來擊退病毒，並指稱 1995 年一個法國臨床試驗的結果有利於這種想法。然而其他科學家卻持懷疑的態度，「這種說法與被動免疫治療法對愛滋病人有效的想法顯然不一致。」英國

《國家愛滋病導覽手冊》（*National AIDS Manual*）的編輯愛德華‧金（Edward King）如此解釋。

認為對捐血者有益處的新結果來自安全性試驗，確認這些人並未受到傷害。在最近一期《皇家哲學會報》（*Philosophical Transactions of the Royal Society B*）中，卡葩斯小組報告過去三年研究中，未使用抗愛滋病毒藥物二十六位捐血者 CD4 細胞（被愛滋病毒殺死的關鍵性免疫細胞）的數目升高；相對地，非捐血者的對照組 CD4 細胞數目持續下降。「這項技術可以將愛滋病帶原者的發病延緩幾年。」卡葩斯宣稱說，「而且要比給病人結合性藥物治療來得便宜。」

卡葩斯也和南新英格蘭社團聯盟（Southern New England Community Consortium）的一個研究小組合作追蹤五十一位美國血漿捐獻者，也獲得類似結果，此項研究發表於《生物治療期刊》（*Biotherapy*）。

英國倫敦契爾西亞及西敏醫院（Chelsea and Westminster Hospital）的愛滋病毒免疫學專家法蘭西斯‧葛契（Frances Gotch）覺得觀察結果蠻吸引人的，但是他指出這些研究人員應該要提供更多有關其他種類免疫細胞命運的實驗數據，以及在病人體內循環之病毒數量，他遺憾地指出，這些研究結果被擴張解釋了。

卡葩斯推測他所記錄到的有效作用是經由某種回饋方式而產生，來激發增加抗體的製造。

　　「此實驗結果有前例存在。」劍橋大學的免疫學家道格拉斯‧斐倫（Douglas Fearon）提出，對於罹患自主免疫疾病重症肌無力的病人，有時醫生會將其血漿抽除一部分來減少抗體量，斐倫解釋：「但是這種作用為短期性的，以後會有反彈情況發生，那時抗體量開始回升時，甚至比原有的量還要高。」

（取材自 New Scientist, 2 August 1997.）

（1998 年 1 月號）

血液安全性

◎—江建勳

1996 年，英格蘭西北部一家醫院的三位病人接受正常輸血後，卻受到愛滋病毒的感染，突顯了血液供應在篩選致命性病毒過程中的一大漏洞。

問題在於如果一個人感染愛滋病毒後三星期內捐血，以目前的檢驗方法無法偵測出病毒；對於 C 型肝炎病毒而言，此種空窗期可長達兩個月。這是受限於篩檢技術本身：輸血中心的血液篩檢是偵測病毒抗體來確認血液有無受病毒感染，但是感染 C 型肝炎病毒或愛滋病毒（這是兩種會感染捐贈血液最令人恐懼的病毒）的人體內最初並不會製造足夠量的抗體，而無法被篩檢試驗偵測到。

在美國及歐洲，對於捐血者的性行為及有無藥癮都要嚴格詢問，但是信賴捐血者的誠實美德卻是一種冒險的策略，一篇發表於 1996 年 5 月《美國醫學協會期刊》（*Journal of the American Medical Association*）的報告指出，有許多人並未十分誠實地敘述他們的生活

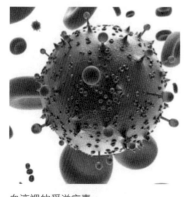
血液裡的愛滋病毒

形態，這些報告是依據全美國通訊調查活躍捐血人的結果，由幾近三萬五千份完整問卷得來，這些問卷的五十分之一顯示：捐血者前一次捐血時並未提及他們所進行的危險活動（如男同性戀活動或與妓女發生性關係等），此篇報告的作者下結論說：「這些觀察所產生有關共衛生的課題重大影響到美國每年一億兩千萬個捐血者，而這些危險因子很可能與某些疾病有關，不只是愛滋病。」

由 C 型肝炎病毒產生的危險在最近才出現，發表於 1996 年 6 月份《新英格蘭醫學期刊》（*The New England Journal of Medicine*）的一篇報告宣稱，在美國所捐之血液帶有 C 型肝炎病毒的情況為愛滋病毒的五倍，這個研究是依據 1991 年至 1993 年間超過五十萬個美國人所捐的血液調查得來。

接受感染了愛滋病毒或 C 型肝炎血液的絕對危險性仍然極低，新英格蘭醫學期刊研究估計每十萬個捐血人中約有一個罹患 C 型肝炎，攜帶愛滋病毒的為五十萬分之一；在英國，這個數字可能低於五倍。美國國家心、肺及血液研究所（National heart, Lung and Blood

Institute）輸血醫學科學研究組的組長喬治‧奈摩（George Nemo）指出：「一個人死於一般麻醉下的危險機率大約為一萬分之一，如果你有一部摩托車，則你死於車禍的機率為七百分之一。

然而管理機構背負了極大的壓力，他們要作好每一件能將危險性降為最低的事情。有效偵測出血液中的愛滋病毒與 C 型肝炎病毒的方法並不多，其中最有希望的是利用「聚合酶連鎖反應」（polymerase chain reaction, PCR）的方法，這種方法可以對單一股的 DNA 製造出幾百萬個複製物，放大了任何存在的病毒。

但是新技術又讓衛生機構陷入進退兩難的困境，因為儀器及試劑都很昂貴，在美國對於每一件血液篩檢愛滋病毒的費用已經高達三美元，奈摩說由 Gen Probe 公司正在發展的一種自動 PCR 檢驗系統在 2000 年時可用於美國，到時每一個檢體的篩檢費用將上漲超過五美元，此費用包括 C 型肝炎病毒的檢驗。

以上結果使得美國每年篩檢血液的費用成倍數增加，由大約一億五千萬美元增加至三億五千萬美元，這些費用為的是偵測出每一年中發生少數愛滋病毒及 C 型肝炎病毒的感染案例，「盡可能供應最安全的血液是我的責任，無須擔心費用的問題，」奈摩如此解釋，「究竟我們要花多少錢在比較安全的血液上？這是將來一般社會必須要討論的議題。」

亞瑟‧卡普藍（Arthur Caplan）是美國賓州大學生物倫理學家，他建議如果費用變得非常昂貴，那些大量依賴輸血的病人應該列入優先補助，這些人可能包括罹患鐮狀細胞性貧血症及血友病的病人。

巴巴拉（Barbara）也認為對每一次捐血都進行 PCR 檢驗實在太費時間和金錢，目前的一個替代性方法是將兩百次捐血的血液混合在一起再進行 PCR 檢驗，而只有當混合血液中偵測出有病毒時才進一步做個別檢驗，但這裡有一個疑問：就是當病毒在混合血液中被稀釋後，PCR 是否可以偵測出？

巴巴拉希望在兩、三年之內 PCR 檢驗可以應用於英國的血液供應，將愛滋病毒不會被偵測到的期間由幾星期減少到幾天，但是英國國家血液管理局的計畫尚未定案，大部分要依賴進行及操作新檢驗方法所必須之電腦設備安裝情形而定。

即使選擇了 PCR 檢驗方法，專家認為對於血液篩檢技術的全方位研究仍然應該繼續進行，以對抗未來任何的威脅。美國血液安全審查小組去年 8 月 11 日將一個提議案送交衛生部部長唐納‧夏拉拉（Donna Shalala），建議追蹤在 1980 年代接受輸血的人，他們還不知道因輸血而被 C 型肝炎病毒感染，這件事其實在血液篩檢病毒之前就應該做到。該審查小組主席卡普藍和他的同事認為即使追蹤工

作有著極大的困難和極高的費用，受害人也有權利知道自己可能受
到了感染。在提送建議書之後，這個小組繼續審核血液的安全性，
希望他們的工作能夠有助於避開過去十五年來緊纏著世界各地血液
供應的危機。

（取材自 New Scientist, 26 July 1997.）

（1998 年 4 月號）

切斷惡魔的通路

◎──江建勳

攜帶愛滋病毒的懷孕婦女如果服用 AZT 抗愛滋病藥物，並同時進行帝王切除術剖腹生產時，就可以排除將病毒傳送給胎兒的危險。

八十五間法國醫院的研究人員已經研究了近三千個嬰兒的出生情況，看看是否分軱方式會影響 AZT 預防愛滋病毒由母親傳送給嬰兒的能力，總共有一百三十三位婦女在懷孕時服用 AZT，而且在產道膜破裂及生產前經過剖腹生產取出嬰兒，其中只有一位的嬰兒出生時就感染了愛滋病毒，傳染率為 0.8%，研究人員將此結果發表於美國醫學協會期刊（*Journal of the American Medical Association*, vol. 280），在七百六十九位服用AZT而以正常方式生產的婦女則有6.6%的嬰兒被感染。

醫生已經曉得懷孕時所服用的 AZT 會將經由母傳子途徑的愛滋病毒傳染率減少三分之二，新的研究認為剖腹生產會進一步切斷幾

乎 90%的感染，「這是一個非常非常重要的發現。」de la Crave 醫院的亞倫‧貝瑞比（Alain Berrebi）如此評斷，他是進行研究的婦產科醫生之一，如果沒有服用 AZT，則剖腹生產對愛滋病毒傳染無甚影響。

Necker 醫院的史蒂芬‧布蘭契（Stephane Blanche）也參與此研究工作，說明剖腹生產可能在生產時，保護胎兒不會接觸到生殖道分泌物及母親血液裡的愛滋病毒，但是為何此現象只與 AZT 有關連則不清楚。

英國科學研究委員會愛滋病毒臨床試驗小組（Medical Research Council's HIV Clinical Trials Unit）的戴安娜‧吉布（Diana Gibb）預期這個新發現對於愛滋病毒陽性婦女的產科學技術具有立即的衝擊，「如此一來會有愈來愈多的剖腹生產案例了。」她預言說。

（1999 年 1 月號）

去勢能治愛滋嗎？

◎—陳燕玲

利用化學藥物暫時性的抑制性荷爾蒙作用可望使愛滋病患、骨髓移植者及接受化學治療的病患回復其免疫能力。T 細胞主要是負責生物體內有關免疫方面的工作，他會針對被病毒感染的細胞、癌細胞或是外來的組織進行攻擊並予以消滅。T細胞經由骨髓之幹細胞生成之後，會被送到胸腺中進行改造而正式成為有作用的免疫細胞。胸腺位於頸部，在進入青春期之後會逐漸萎縮，因而多數的學者都認為胸腺在進入青春期之後就會失去作用。然而最近一群科學家卻發現成年老鼠體內的胸腺並未因為萎縮而喪失作用，他仍可以緩慢的速度釋放 T 細胞。如果進一步將老鼠去勢，胸腺則會慢慢回復到前青春期時的模樣，並且釋放與前青春期差不多數量的 T 細胞。另一群科學家則更進一步在人的身上發現相同的現象，因此他們認為愛滋病患如果在接受藥物治療的同時，也利用抑制性荷爾蒙作用的方式讓體內的 T 細胞數量增加，將可使愛滋病的治療效果

更好。

（取材自 New Scientist, 2 January., 1999）

（1999 年 4 月號）

愛滋病疫苗的研發

◎—江建勳

1998 年 11 月 21 日各大報均報導衛生署詹啟賢署長表示，根據最新統計，10 月份國內的愛滋病感染人數已突破二千人，達到二千零五十人，感染地區以都會區為主，臺北市和臺北縣（現已改稱新北市）就占了總感染人數的一半以上（超過 51.8%），其中有不少人是血友病患，原因為輸血時血液製劑遭受到愛滋病毒污染，而十四年來檢驗發現有二百一十四位捐血人本身就是愛滋病感染人。

在 1996 年美國愛滋病患死亡率從十年來不斷增加的趨勢開始逐漸降低，主要是由於發展出強力的藥物治療可以遏制愛滋病毒的活性，而其他經濟進步的已開發國家如法國和英國也有死亡率減少的報告發表。但是就全世界而言，愛滋病的死亡威脅卻非但不減反而大大增加，單在 1997 年一年內，就有六百萬人感染上愛滋病毒（相當大約每天一萬六千人受到感染），而有二百三十萬人死於愛滋病，包括四十六萬個兒童。

眼見二十一世紀即將來臨，這場全球性黑色瘟疫恐怕無法在本世紀被制服，美國的何大一博士發展出雞尾酒療法雖有部分療效，但是價格非常昂貴，不是一般人可以輕易負擔的，而疫苗的研發情況如何呢？有效的疫苗不但可以預防疾病而且價格上相對

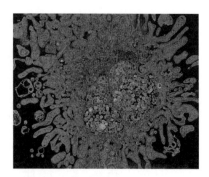

製造愛滋病毒的免疫細胞

低廉，應該是理想的解決方案，以下是對於愛滋病疫苗研究發展的一個回顧。

研發愛滋病疫苗的困難

美國國家衛生研究院（NIH）愛滋病研究室主任威廉・保羅（William Paul）於 1997 年 12 月 12 日宣布，NIH 研究愛滋病疫苗的預算在 1997 年會計年度將由一億零九百五十萬元（美金）提高到一億兩千九百萬元，並且聘請諾貝爾醫學獎得主反轉錄病毒學家大衛・巴爾地摩（David Baltimore）領導一新的愛滋病疫苗審核委員會來幫助協調所有研究的進行，NIH 的整個愛滋病疫苗研究工作將要重新整頓，並且由愛滋病疫苗研究委員會（AIDS Vaccine Research Committee, AVRC）協調所有 NIH 經費來支持愛滋病疫苗的研究，巴爾地

摩認為這個任務主要的挑戰是「開發更多科研機會，並且製造出一個令人興奮的疫苗製劑來進行臨床前試驗」。然而愛滋病疫苗的研發仍然處於困頓之中，首先是製藥工業對於疫苗開發沒有意願，再來，不易吸引第一流的年輕科學家進行愛滋病研究，至於其他的研發障礙請讀者參考本文所列的參考資料 2。

但是，希望總是存在，讓我們檢視一下愛滋病毒疫苗的發展現況與未來展望，雖然我們自己沒有能力來解決此問題，至少可心嚮往之。

科學家目前對於人類免疫缺乏病毒（引起愛滋病的病毒，HIV）的了解已經超過其他病毒許多，但是今日設計出具保護作用的疫苗卻和病毒被發現時所受的挑戰相同，不像身體對於大部分急性病毒感染時所產生的反應，部分問題在於天生的免疫作用並不能摧毀愛滋病毒，此種失策讓研究人員很難知道有效疫苗所應該誘發的免疫反應究竟為何。

疫苗保護個人的作用是讓免疫系統認出引起疾病的生物，以愛滋病毒為例，一個有效的疫苗必須能去除入侵的病毒，並儘速摧毀任何被感染的細胞。

人體免疫系統包括體液性及細胞性兩大組成，大部分疫苗是活化免疫系統中體液性部分，刺激形成保護性抗體分子，附著於游離

病毒表面作為標記以便摧毀，抗體認得並與感染原上的獨特部位結合，此種獨特的構造稱為抗原，通常是病毒表面的蛋白質。

製造抗體時入侵病毒上的抗原或疫苗會活化兩種白血球，與抗原接觸後，稱為 B 淋巴球的細胞就成熟並製造抗體，此外，另一種 T 淋巴球（稱為協助者或 CD4）指揮 B 細胞製造更多抗體或形成記憶 B 細胞，記憶細胞並不會立即製造抗體，而是當以後遇到抗原時會強烈反應，經過疫苗接種後，身體能長期製造少量抗體，並且由於記憶細胞的存在而使得人體一旦碰到病毒時就會激發即刻的防禦作用。

目前並沒有疫苗特別設計來激發免疫系統的細胞性的成分，但是許多愛滋病研究人員正就此特點進行研究，因為設計來製造抗體的疫苗對抗感染病人體內通常發現的病毒株已經失敗。

細胞免疫性是活化稱為「細胞毒性 T 淋巴球」（cytotoxic T lymphocytes, CTL 或 CD8 T 細胞）的白血球，使其增生並在血液及組織當中巡邏，找尋並去除被病毒感染的細胞，某些 T 淋巴球也會變成記憶細胞，準備以後遇到病

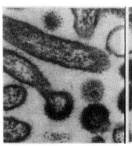
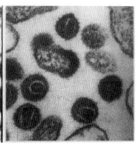

圖一：電子顯微鏡下的 HIV

原時立即開始作戰。與抗體不同的是，細胞毒性 T 淋巴球是認識被感染細胞而非感染原本身，就像免疫系統的體液性成分一樣，細胞毒性T淋巴球部分是由協助者T細胞之訊息活化。以長期策略看，最有效的愛滋病毒疫苗應該是能同時刺激免疫系統的體液性及細胞性兩個成分，製造抗體及活化細胞毒性 T 淋巴球。

想要設計出一種可以製造最大量抗體或刺激細胞毒性 T 淋巴球的愛滋病毒疫苗卻受到阻礙，因為我們對於免疫系統如何產生功能仍有所不知，直到研究人員能學習到如何誘發身體製造及維持記憶細胞和細胞毒性 T 淋巴球前，努力研發愛滋病毒疫苗只能依賴某些錯誤與嘗試的工作，希望可以找出有效的方法。

由抗體著手研究

刺激身體製造保護性抗體對抗如脊髓灰質炎（小兒痲痺症）、痲疹和流行性感冒等疾病的疫苗，已經證明有效。目前，最廣泛受測試的愛滋病毒疫苗候選者中含有某些部分的「外套蛋白質」（envelope protein, Env），這是覆蓋病毒表面的分子，因為病毒利用外套蛋白質作為某種進入人類細胞的鑰匙，因此如果製造出能結合到此種蛋白質具功能端的抗體應該能預防愛滋病毒結合並感染人體細胞。

外套蛋白質也稱為 gpl60，實際上含有兩個單元：gpl20 是一種被糖分子包圍的蛋白質，有一小段突出於病毒膜外，能與人類 T 淋巴球表面受體交互作用，gp41 是一種小型蛋白質，將 gpl20 固定於膜上，gpl20 和 gpl60 兩者都曾經作為愛滋病毒疫苗在自願者身上測試過。

　　試驗結果顯示兩種蛋白質都可以激發產生抗體，提升了一個作為有效愛滋病毒疫苗的基礎，進一步發現，產生的抗體能有效中和試管裡的愛滋病毒，抑制病毒感染試驗室培養的人類淋巴球。

　　遺憾的是，抗體只能認識那些與用來製造疫苗的病毒相似的病毒株，製劑中的 gpl20 和 gpl60 蛋白質是由實驗室裡培養出的病毒株製造出，此種實驗室病毒蛋白質的抗體卻無法中和直接由受感染病人體內分離出的愛滋病毒株；分離病毒卻具有相當能力感染培養細胞。

　　為何抗體不能中和直接取自病人的愛滋病毒呢？原來試驗室生長的病毒株其外套蛋白質構造似乎比病人分離出的病毒表面蛋白質較為鬆散；分離病毒的蛋白質緊密折疊，實驗室愛滋病毒株的抗體可能認得出部分外套蛋白質。然而正常情況下這種蛋白質在病人的病毒上並未暴露出，可能是因為相認部位埋藏於折疊較複雜的蛋白質內，因此實驗室病毒的抗體未能「看到」病人體內分離出愛滋病毒上的標的（target）。

目前研究人員正研發依據由病人體內分離出之病毒表面蛋白質所製備的疫苗，然而即使這種疫苗卻仍然無效，因為這種分離物上的外套蛋白質非常緊密地疊在一起，而且被糖分子大量掩飾，結果 B 細胞發現不到許多抗原因而製造出較少種類的抗體，此種結果與受愛滋病毒感染的人通常只產生有限數量會和愛滋病毒表面發生作用之抗體種類是一致的。

　　當外套結合到細胞上時，其形狀有些微改變，能複製 gpl20 與細胞表面受體結合時所形成結構的疫苗，有可能在提升抑制愛滋病毒感染人類細胞的抗體量上最容易成功。

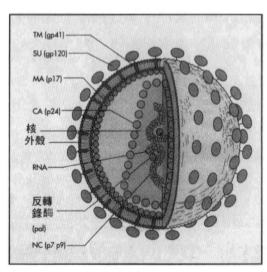

圖二：HIV 的剖面結構

　　被愛滋病毒感染但是仍然健康且會抑制病毒複製的人，對如何設計一個有效愛滋病毒疫苗上提供了一些希望，某些這類長期存活者體內製造出非常少量的抗體，將這種抗體分離出來後，可以中和由病人分離之病毒，更加這些抗體能中和許多不同病人得來的分離物。這是

愛滋病疫苗的必要條件：「能有效對抗多種不同病毒株」。可惜的是，即使這些抗體也不是全部的答案，用培養細胞進行測試，顯示抗體的濃度必須高得驚人才會有效抑制愛滋病毒進入細胞的效果。

純蛋白質疫苗可能並非刺激抗體製造的最佳方式：在分離物中，gp120 似乎結構不正確，而 gp160 集合成為無效的聚集物。為了克服這些困難，研究人員最近嘗試了兩種疫苗策略，設計讓外套蛋白質以更自然的結構呈現。其中一個攻擊計畫是使用完整、已死的病毒顆粒，這種愛滋病毒無法自我複製，可能會對免疫系統呈現出更為自然形態的外套蛋白質。針對這種較佳的目標，B 細胞會製造出品質較優且數量較大的保護抗體。

想要由死病毒製造出疫苗必須經過一個強烈的不活化作用，因為殘餘病毒，甚至殘餘的病毒遺傳物質都可能具有潛在危險性，粗魯的處理方式造成有效性較差的疫苗，然而不活化過程卻會使愛滋病毒抖脫微弱連接的 gp120，因此許多研究人員就放棄了這個設計，雖然 gp120 的穩定性問體終究會被解決。

包埋於「假性病毒顆粒」（pseudovirions）內的外套蛋白質也能呈現給免疫系統，這是與病毒顆粒相類似的人工構造，此種空脂肪殼只能攜帶 gp160，假性病毒顆粒要比整個被殺死的病毒安全，因為它們不含傳播愛滋病毒的基因，可惜的是假性病毒顆粒非常難以製

造並作成安定的形態，然而研究人員希望可以有一個穩固的產品準備近期進行人類臨床試驗。

徵募細胞毒性 T 淋巴球

目前我們需要制定不同的疫苗策略來製造活化的細胞毒性 T 淋巴球，雖然被殺死的整個病毒顆粒表面蛋白質能誘發抗體產生，但是卻是不佳的細胞免疫性刺激物。細胞毒性 T 淋巴球認得出現於受感染細胞表面外來蛋白質的一小部分，被感染之免疫細胞消化病毒蛋白質（包括如外套的表面蛋白質以及細胞內進行複製及組合的蛋白質）後製造出這種抗原性胜肽，由一個載體蛋白質將蛋白質片段運送至細胞膜，就在細胞外表現。

對於一個欲刺激以細胞為基礎免疫性之愛滋病疫苗而言，就必須指導被選擇的細胞來合成及表現由病毒正常情況下製造蛋白質所得來之一或多個胜肽，此等細胞會愚弄身體使其對所有會表現病毒胜肽的細胞起免疫反應，包括那些真正被愛滋病毒入侵的細胞。

抗脊髓灰質炎的沙賓疫苗含有活性脊髓灰質炎病毒，會引發細胞毒性 T 淋巴球活性來對抗被脊髓灰質炎病毒感染的細胞，然而卻不會引起脊髓灰質炎，因為此病毒的毒性在實驗室中已經被某些遺傳突變減弱了。到目前為止，並未能確定愛滋病毒會突變而製成的

疫苗是完全安全的。

　　因而研究人員發展出其他方法來誘使細胞製造及表現愛滋病毒蛋白質，其中一個方法係建構一個所謂的活性介質疫苗，利用不同病毒入侵細胞之能力，研究人員將選擇過之愛滋病毒基因插入一個無害的病毒。然後讓此良性病毒，或稱介質，將 DNA 送入身體細胞。因為基因是蛋白質的藍圖，於是感染細胞就製造出愛滋病毒蛋白質。這些蛋白質被切碎後運行至細胞表面，在此處它們會吸引正在迴游的細胞毒性T淋巴球注意，接著T細胞必須增生以反應抗原的刺激，並準備對真正被愛滋病毒感染的細胞展開攻擊。最廣泛被測試的活性介質疫苗為「金絲雀痘」（canarypox）病毒，此種病毒與天花病毒有親屬關係，不具致病性，可以進入人類細胞但不會聚集新的病毒顆粒，研究人員於是就利用基因工程的方法讓金絲雀痘病毒運送指導製造 gpl20 及許多非表面蛋白質，如 Gag（核心蛋白質）及蛋白酶的基因。

　　到目前為止，在人體測試過的金絲雀痘疫苗都證明安全無慮，並可激發適量基於細胞毒性淋巴球的免疫反應。為要刺激產生更強的免疫反應，研究人員正研發在受感染細胞內會製造更大量或更多種類的愛滋病毒蛋白質的病毒，以此種多劑量的疫苗接種有可能幫助製造及維持大量的細胞毒性 T 淋巴球。

其他研究人員研究接種病毒胜肽（病毒蛋白質之片段）來誘發免疫反應，因為抗原性胜肽由會活化細胞毒性 T 淋巴球的病毒蛋白質得來，或許胜肽可以作為疫苗使用，遺憾的是胜肽本身並不引發人體產生強烈免疫反應，不論體液性或細胞性，胜肽在到達標的細胞前可能被分解，或不能被細胞有效呈現。如果佐劑發展得不錯，胜肽疫苗就可能獲得益處，佐劑是疫苗的一種成分與疫苗同時進入體內，可以誘發免疫系統產生更強烈的反應。

　　一個比較神奇的方法是注射「『裸露』愛滋病毒 DNA」（"naked" HIV DNA），這是沒有蛋白質或脂肪來運送或保護的遺傳物質，有一段時間研究人員相信裸露 DNA 因為分解太快而無法有效作為疫苗使用。實際上，DNA 無法進入細胞，也無法指導製造病毒蛋白質。但是在用小鼠及靈長類動物所作的實驗中，DNA 疫苗會成功地產生出會認識愛滋病毒蛋白質的細胞毒性 T 淋巴球，在某些實驗中（並非所有實驗），DNA 疫苗能保護後來被愛滋病毒感染的動物，這個方法的安全性及有效性正進一步進行動物及人體實驗評估中。

結合策略

　　最有效的策略（須要進一步進行人體實驗）是結合了會同時刺激免疫反應的兩個組成要素，例如，一位病人可能接受一個含有攜

帶外套基因刺激細胞免疫反應金絲雀痘病毒的疫苗，幾個月後同一病人可能再接受純 gpl20 來誘發產生抗體，此種結合策略稱為「首要推升作用」（prime boost），因為金絲雀痘介質病毒啟動細胞毒性 T 淋巴球，而 gpl20 蛋白質激發抗體製造來加強或推升免疫反應。

先期研究證明使用此種結合策略疫苗接種的人會同時發展出體液及細胞免疫性，但是產生的抗體只能對抗適應於實驗室的愛滋病毒株，而細胞毒性 T 淋巴球反應卻不強，因此下一代結合性疫苗應該使用攜帶更多愛滋病毒基因以製造更大量病毒蛋白質的金絲雀痘病毒，而加強劑要含有由病人體內分離出愛滋病毒製成的 gp120。

許多研究人員也繼續嘗試發展活的而毒性減弱的愛滋病毒疫苗，因為這種疫苗會密切模仿具活性的病毒，理論上對於誘發細胞免疫性、抗體免疫性或其他未知的保護模式應該有效。藉有系統地去除愛滋病毒複製的必要基因，科學家希望發展出一種病毒的變異種，能誘發強烈免疫反應而不致引起愛滋病。

最近有一群醫生自願參與第一個活性減毒愛滋病毒疫苗的臨床試驗，這樣的研究計畫可讓科學家監測自願者的免疫反應並研究疫苗的長期安全性。這些自願者相信以這種方式進行試驗其價值要超過他們對自身健康的顧慮，然而他們的計畫仍然有高度爭論性，而許多研究人員覺得減毒之愛滋病毒疫苗在人體實驗前，必須要更徹

表一：研究中的疫苗策略

疫苗組成	現狀	優點	缺點
激發抗愛滋病毒抗體之疫苗			
病毒表面蛋白質如gp120	進行第一期及第二期臨床試驗，檢驗其安全性	安全並容易製備	疫苗激發之抗體不認識病人的愛滋病毒
完整、殺死之愛滋病毒	未在人體上研究過	應能表現較為自然結構之愛滋病毒表面蛋白質；容易製備	稍具危險性，因為製劑可能含有一些活性病毒；不活化病毒可能脫落其蛋白質而變得無效
假病毒顆粒（人工病毒）	接近第一期臨床試驗	表現較為自然結構之愛滋病毒表面蛋白質	製造困難且不保證具長期穩定性
激發細胞反應之疫苗			
活性介質疫苗（基因工程方式製成攜帶預定製造愛滋病毒蛋白質基因之非愛滋病毒）	進行第二期臨床試驗	製造者可以控制病毒蛋白質產生之數量及種類	製備複雜；目前的疫苗只能激發少許免疫反應
裸露 DNA 含有一個或多個愛滋病毒基因	進行第一期臨床試驗	容易製備且便宜	有些人擔心愛滋病毒基因會整合入人類細胞而傷害病人
愛滋病毒胜肽（蛋白質片段）	進行第一期臨床試驗	容易製備	不能激發強烈免疫反應
同時激發抗體及細胞反應之疫苗			
單元結合，如純gp120 蛋白質加金絲雀痘介質	進行第二期臨床試驗	應能立即同時刺激免疫反應之兩個組成	製備複雜
活性、減毒愛滋病毒	未在人體研究過；正進行非人靈長類動物評估	最接近模仿愛滋病毒；可能干擾感染性愛滋病毒的複製能力	病毒有可能引發疾病

底地在靈長類動物身上加以研究。

有一種基於活性減毒「猴免疫缺乏病毒」（simian immunodeficiency virus, SIV）的疫苗已經在猴子及非人靈長類動物身上進行測試，這種病毒會感染猴子而與愛滋病毒有親屬關係。猴子被 SIV 致病性病毒株感染後會發生類似愛滋病的症狀，藉研究此種猴子模式，科學家可以測試活性減毒疫苗的安全性及動物被致病性 SIV 病毒株感染後此種疫苗的保護能力，目前有幾種不同的減毒 SIV 疫苗證明在抑制野生株病毒的生長上極為有效。

研究人員對這種猴子免疫性的基礎尚不了解：經SIV感染而受到有效保護的動物並不必然具有大量的中和抗體或活化的細胞毒性 T 淋巴球，保護作用可能是某些抗體、協助者T細胞及細胞毒性T淋巴球活性結合起來的結果，或此作用來自免疫性其他方面的性質，所以須要進一步研究來確定 SIV 疫苗係如何真正引起保護作用。

雖然最初的一些研究認為活性減毒的SIV具有高度安全性，但是進一步及更廣泛的研究也顯示有愈來愈多經免疫過的動物逐漸出現類似愛滋病的症狀，即使動物未暴露於野生種類的病毒。有一些研究開始調查更多數目的動物，但是結果顯示活性減毒疫苗可能不會提供完整及長期的免疫性，而且反而可能引發疾病，此發現也指出研究人員要將這種疫苗在人體上測試時必須十分小心。

如果免疫系統在愛滋病毒感染的病人身上無法消除病毒，如何期望活化相同免疫反應的疫苗可以抑制感染呢？疫苗可給予人體一個免疫性「主要推升作用」，啟動免疫系統在愛滋病毒出現時來盡快攻擊，而非花時間展開防禦避免被消滅，因此疫苗誘發之免疫性可能成功地殲滅病毒而自然感染的身體則否。

然而，目前沒有證據指出疫苗接種可以預防愛滋病毒是可能的，因為尚無保護性候選疫苗進入第三期臨床試驗（此為大型試驗設計來評估藥物在人體的有效性）。此外，愛滋病毒的遺傳變異性可能減低了任何發展中疫苗的效用，因為由世界上不同地區病人體內分離出的病毒株其外套構造差異甚大，而其他蛋白質差異則較小，是否這些不同處，或其他我們尚未知的原因，會嚴重阻礙疫苗的發展還不可知。

但是希望仍然存在，因為我們對於愛滋病毒感染的致病原理已經了解得更多。研究人員已知如果將血液中病毒的濃度壓得很低，那麼被感染的人或許永遠不會發作愛滋病。此種認知非常鼓勵人心，因為顯示出即使一個不完全有效的疫苗在限制病人體內的病毒數量上也具有價值，就此可以潛在地減弱病毒的感染性及發病的症狀。

在未來五年內我們似乎不可能發展出一個適用於人類而用途廣

泛的抗愛滋病疫苗，即使主要推升作用之結合方法可以刺激細胞免疫性及製造夠多的抗體，但也須要進行大型臨床試驗來證實其價值，單單試驗本身就需要好幾年的時間。在此同時，研究人員仍然會繼續不斷地追求每一種能幫助免疫系統打敗愛滋病毒的方法。

（1999 年 7 月號）

參考資料
1. Baltimore, D. And Heilman, C. (1998) HIV vaccines: prospects and challenges. Sci. Am., 279: 78-83.
2. Bloom, B. R. (1996) A perspective on AIDS vaccines. Science, 222: 1888-1890. （愛滋病疫苗研發展望。藥物食品簡訊第 196 期，8-12 頁，民國 86 年，江建勳譯。）
3. Cohen, J. (1996) Baltimore to head new vaccine panel. Science, 274: 2005.

拯救愛滋寶寶

◎──江建勳

「每人只要花費四美元，每年就有成千上萬個攜帶愛滋病毒的嬰兒可以免於危險而展開新生命。」這是在烏甘達進行的研究，所得大有希望的結論。

有超過六百位體內攜帶愛滋病毒的婦女參與試驗，對所有參與者生產時都給予抗病毒藥物治療，她們的嬰兒也給予同樣藥物，半數母親與嬰兒給予 AZT，其他半數給予一種名為 "nevirapine" 的新藥，這兩種藥物都會干擾酵素「反轉錄酶」（reverse transcriptase），如果沒有這種酵素愛滋病毒則不會複製。

美國國家過敏及傳染病研究院院長安東尼・佛西（Anthony Fauci）說：「我們只希望 nevirapine 與 AZT 同等有效，但是它顯現的效果卻更好。」該院負責進行此試驗，在非洲次撒哈拉沙漠地區攜帶愛滋病毒的婦女所生嬰兒有 25～35%會被感染，而接受 AZT 的組別中 25.1%在大約十五星期時會受到感染，但是在 nevirapine 的組別則

只有 13.1%。

　　Nevirapine 同時具有立即穿越胎盤及緩慢分解的優點，因此可以小劑量給予。在烏甘達試驗中，婦女在生產時接受單一劑量的 nevirapine，而其嬰兒在出生三天內另外給予一個劑量，AZT 必須在生產期間的幾個小時內給予婦女好幾次，而給予嬰兒的量為一天兩次並持續一星期。

　　小劑量表示開發中國家也可以負擔得起使用 nevirapine 的費用，在歐洲及北美，對於攜帶愛滋病毒的懷孕婦女時常給予 AZT 好幾個月的時間，可以將傳染率降低至 10%以下，但是這樣要花費八百美元以上。而使用 nevirapine 治療，每一位婦女及嬰兒只要花四美元，開發中國家應該也負擔得起。從前這些國家必須放棄保護嬰兒免受愛滋病毒感染的努力，如今美國國家過敏及傳染病研究院甚至建議：因為 nevirapine 治療法如此便宜，而應該例行性地讓有嚴重愛滋病毒流行之開發中國家的生產婦女使用。

　　但是南非約翰尼斯堡 Chris Hani Baragwanath 醫院生產期愛滋病毒研究部主任傑姆斯·馬克因泰普（James McIntype）卻認為：「這樣做會忽略了貧窮國家中健康照顧的真實情況，在開發國家中只有 50%的婦女是在有醫療照顧的環境下生產。」馬克因泰普認為必須改進衛生機構，讓所有懷孕婦女進行愛滋病毒的測試，如果她們受

到感染才能在生產時給予藥物治療。

　　緊接著一個初步的研究結果顯示：一種簡單的雞尾酒藥物可以治療開發中國家罹患愛滋病的成年人，這時使得關於 nevirapine 及母親對嬰兒之愛滋病毒傳染的問題變得不那麼急迫。[1] 但是仍然有大量的工作須要進行，例如七個由被感染母親所生體內無愛滋病毒的嬰兒，其中之一卻經由母乳得到病毒，烏甘達研究的第二步將研究 nevirapine 在預防哺乳時病毒傳染的有效性。

（1999 年 10 月號）

---

1. 罹患愛滋病兒童之死亡數目：非洲撒哈拉沙漠以南地區約為三百餘萬人，世界其他地區約為二十五萬人；感染愛滋病毒兒童之數目：非洲撒哈拉沙漠以南地區約為四百餘萬人，世界其他地區約為四十萬人（截至 1999 年 7 月份為止的資料）。

愛滋病毒來自何方？

◎─江建勳

有研究人員利用超級電腦來建立「人類愛滋病毒」（Human Immunodeficiency Virus，簡稱 HIV）的歷史，他們表示 HIV 可能早在 1910 年就由黑猩猩傳給人類，這個結果點燃了新的爭論：在小兒麻痺疫苗接種計畫進行時，是否產生病毒移轉的情形？

此病毒似乎源自靈長類動物病毒，在非洲，人會感染上「猴免疫缺乏病毒」（Simian Immunodeficiency Virus，簡稱 SIV），可能是人類在獵殺黑猩猩及猴子作為食物時被傳染的。

但是去年（1999）新聞記者愛德華‧胡波（Edward Hooper）的新書《大河》指出：有可能是因為醫生不小心，才使得愛滋病疫情經由受污染的小兒麻痺疫苗擴散。他表示，存活於薩伊接近基山干尼（Kisangani）地區的黑猩猩腎臟，被用來製造一種稱為 "CHAT" 的疫苗；在 1957 年至 1960 年間，剛果、盧安達及蒲隆地等三個民主共和國，有超過一百萬個非洲人接種過這種疫苗，而他們剛好又是愛

滋病首度出現的國家。

　　根據美國新墨西哥州洛斯阿拉摩斯國家研究院貝蒂‧寇伯（Bette Korber）的研究，這種論調如今看起來是不太可能的。她的研究顯示，愛滋病毒可能在二十世紀初就已經感染給人類了。「當然我們的研究並未否定胡波的理論，」她解釋說，「只是我認為他的說法比較不可能罷了。」

　　寇伯小組研究「第1型愛滋病毒M群」（HIV-1 group M），該群病毒引發大部分的愛滋病例，先前的研究顯示，M 群十一種次類中的十種都同時來自一隻原始病毒，此種「星爆」放射情況，在從前被認為是當病毒族群突然增加時發生，例如病毒進入一個新的宿主時。

　　為找出愛滋病毒何時開始分支發展，寇伯小組檢查了超過一百六十隻 HIV-1 group M 病毒，得到高達一百個可能的演化樹描述病毒間的相關性，然後挑選出部分結果以便作後續的統計工作。

　　這個結果認為病毒由一個在 1910 年至 1930 年間存在的共同始祖分支而來，誤差範圍不晚於 1950 年，而且在傳給人之前，星爆可能發生於黑猩猩，寇伯 2 月份在舊金山一個反轉錄病毒會議上如此報告。但是阿拉巴馬大學的必翠絲‧杭恩（Beatrice Hahn）卻表示難以相信，因為這暗示由始祖病毒分支演化至完全相同程度的病毒，應

個別由靈長類動物傳至人類至少十次，「病毒必須至少傳染十次，彼此間才在演化程度上是等距的。」

「這正是我相信可能已經發生之情況。」胡波反駁說，他認為病毒可能已經由單一隻受感染黑猩猩的後代分支繁殖，當這些黑猩猩為進行疫苗試驗而被犧牲後，某些腎臟細胞被用來製造CHAT，然後送至非洲中央分配場所，所有這些病毒株都同時傳至人類。

聖地牙哥加州大學有一位愛滋病專家傑姆斯·摩爾（James Moore）懷疑疫苗理論，而新的研究結果並未去除該疑點，他認為去尋找當地靈長動物體內的猴免疫缺乏病毒可能更能證明其真相，「如果顯示基山干尼鄰近的黑猩猩帶有像是 M 群的病毒，你幾乎就可以把小兒麻痺假說視同珍寶。」

科學家正由該地區收集黑猩猩的糞便，以尋找其中所含的猴免疫缺乏病毒株，同時又發現六小瓶當初使用的小兒麻痺疫苗，這些檢體都被送到實驗室以檢驗有無 SIV 及 HIV 的蹤影。

（本文取材自 New Scientist, 2000.2.12）

（2000 年 3 月號）

殺出叢林

◎—江建勳

全世界有5%的人口帶有 B 型肝炎病毒，英國科學家表示這種病毒可能由是大猩猩或猴子傳染擴散到人類。研究人員測試由喀麥隆抓到的三隻小黑猩猩，檢驗有無「B 型肝炎病毒」（hepatitis B virus，簡稱 HBV）的存在，結果發現所有黑猩猩都呈陽性，對病毒進行 DNA 試驗後，結果顯示與英國倫敦動物園裡的一隻黑猩猩相符合。研究人員指出，這種情況與 1999 年所發表黑猩猩會自然感染類似 B 型肝炎病毒的證據加在一起，就可提出強而有力的證明：動物有自然發生的流行性疾病。

此發現也似乎排除了有關 HBV 流行源頭的理論，即該病毒引起每年約一百萬起與肝臟疾病有關的死亡病例。有人認為約四百年前 HBV 在美洲原住民與歐洲人接觸後，由美洲擴散至舊世界，但是這種說法由於發現黑猩猩、猩猩甚至長臂猿都曾被此病毒感染而被排除，基於相同理由，現代人類在十萬年以前將 HBV 由非洲帶出的說

法，如今似乎難以相信。

　　英國研究人員表示，最可能的情況是在一千萬年至三千五百萬年前，不同 HBV 病毒株與其靈長類宿主同時演化，在人體所見的不同病毒株可能是經由不同動物與人類間交叉感染而產生，愛滋病流行就是先例。

　　然而英國愛丁堡大學研究員彼得・西蒙斯（Peter Simmonds）認為未知仍然存在。因為六種主要人類 HIV 病毒株與其他任何病毒株，在遺傳上的差異不超過 11%。但是，假設 HBV 像 HIV 一樣能夠快速突變，而病毒在幾萬年前真的傳至人類，則遺傳變異應該大得多。他推測：「有可能剛開始時病毒會快速突變，但超過某段時間，進一步的突變種就無法生存。」

　　然而，其餘會感染人類的 HBV，仍未在猩猩或其他哺乳類動物體內鑑定出來。因此，這些傳染病的源頭仍有待研究。在東南亞某種特殊 HBV 病毒株的傳播顯示：這個地區的動物（或許是猴子）可能將病毒傳給人類。

（取材自 New Scientist, 2000.5.6）

（2000 年 7 月號）

愛滋病疫苗有譜了！？

◎─江建勳

現在終於有可能製造出活性「人類愛滋病毒」（human immuno-deficiency virus，簡稱 HIV）疫苗了！美國加州的一個研究小組，製造出 HIV 與其他病毒雜交的產物，它可以進入細胞，但是一旦進入後卻無法複製。

此疫苗含有四個 HIV 基因，外表被一層水泡性口炎病毒的外套包住，預計能強化免疫系統來搜尋並摧毀攜帶 HIV 的細胞，如今聖地牙哥加州大學愛滋病研究中心的主任弗羅西・王—史塔爾（Flossie Wong-Staal）即將開始動物實驗。

王—史塔爾的計畫是由病人血液萃取樹突細胞，然後用 gutted HIV 來感染，最後將處理過的細胞注射入病人體內以促使免疫系統消滅受 HIV 感染的細胞，在治療皮膚癌上相似的技術也顯示有療效。方法是依賴挑動樹突細胞，這種細胞的工作是作為免疫系統的守門員，認出侵入體內的生物及異常細胞（如腫瘤細胞），然後將

這些外來者捲起來。樹突細胞在表面展現出「犧牲者」的蛋白質碎片，而帶動免疫系統的其他成員如 T 細胞認識並破壞相同侵入者或受感染細胞。

如果使用真的 HIV，即使將其毒性大大減弱，仍然太過危險，因此王—史塔爾與同事先去除 HIV 複製本身所需用的基因，並加入其他病毒的遺傳物質。他們進行處理時十分小心，因為從前在研發一種減毒的 HIV 時結果失敗，病毒恢復了致病的能力。美國卡麻諾斯癌症研究所的瓊‧肯米謝爾（June Kan-Mitchell）說：這個新的雜交產物，與病毒本身只有些微的差異。

下一期的《血液》期刊將會登出實驗室的初步試驗結果，指出暴露於疫苗的樹突細胞，會促使免疫系統的其他分子，消滅被真正 HIV 感染的細胞，「這是建立疫苗有效性的第一步。」肯米謝爾解釋說。

如果王—史塔爾的策略證明有效，不論雜交產物本身或作為結合疫苗的一部份，研究人員都希望能進一步研發，將雜交病毒直接送入樹突細胞，而無須先由人體取出樹突細胞來處理。

（本文取材自 New Scientist, 17 June 2000）

（2000 年 8 月號）

愛滋病發生於何時？

◎──江建勳

科學家提出證據表示：愛滋病最早出現於七十多年前，而非從前所想像的 1950 年代。美國及英國的科學家，使用超級電腦來分析「人類免疫缺乏病毒」（HIV）的基因。他們在《科學》期刊發表一篇論文，主要是利用基因突變的速率推測出病毒可能出現於 1931 年。想想在不到二十年前，我們還不認識愛滋病毒，而病毒出現的日期卻這麼早，這是相當驚人的。

研究人員猜測病毒可能在接近世紀交替時，由大猩猩（apes）傳給人類，直到 1930 年代仍然維持在一小族群的非洲人身上。另一個可能性是病毒大約於 1930 年時，直接跳到人類身上立即、或十年、二十年後才擴散。

根據某些病毒基因的變異分析可以確定病毒譜系，因為基因以一定的速率突變，科學家就可以利用此資料來回溯過往的歷史演變，並預估主要病毒株群何時分支而出。美國洛薩拉摩斯國家研究

院貝蒂・寇巴（Bette Korba）的研究人員表示：此種情況可能發生於1915 年及 1941 年間，而最可能的年代為 1931 年。

有一個通俗的理論認為 HIV 是經由 1957 年及 1960 年間，在中非洲進行脊髓灰質炎疫苗（小兒麻痺疫苗）接種計畫冒出；有人認為脊髓灰質炎疫苗可能在黑猩猩的腎臟細胞培養中生長。黑猩猩被飼養於史丹利維爾（Stanleyville）的研究區，如今是剛果共和國的基山干尼（Kisangani）。

但是新理論似乎與其相矛盾，研究人員解釋：「我們的分析是建議 HIV-1M（主要）群的始祖序列，產生於疫苗接種計畫的幾十年前，而其分支亞株於 1975 年時形成。」直到 1981 年，愛滋病才被鑑定是一種臨床疾病，但是回溯性研究顯示，發生病例的日期可回推至 1970 年代。

國際勞工組織（International Labour Organisation）發表新數據指出，整個非洲愛滋病的流行很嚴重，未來二十年，將導致某些國家的勞動力降低 20%以上。

（本文取材自 BBC News, 2000.6.8）

（2000 年 8 月號）

愛滋病毒的來源有爭議？

◎──江建勳

愛滋病是接種了用黑猩猩細胞製成、遭污染的疫苗造成的嗎？實驗室的檢驗可以解開這個生物科學界的爭端嗎？

世界衛生組織於 2000 年 11 月 24 日提出的預估報告指出：2000 年將有高達三百萬人死於愛滋病，其中 80%居住在非洲；而全世界總共有三千六百萬人感染愛滋病毒（估計由愛滋病開始流行到 2000 年年底，總計造成二千一百萬個成年人及兒童死亡），僅僅 2000 年的一整年，就有六十萬個十五歲以下的兒童成為新的感染者，而罹病率增加最快的地區為東歐及中亞，新感染的病例數為二十五萬人，這也使得此地區罹患愛滋病的總人數達到七十萬人。整體而言，落後而貧窮的地區受害最大、病患也最多，例如非洲撒哈拉沙漠以南的各國；而進步富裕的地區，如北美和西歐各國的病例則較少，各為四萬五千人及三萬人。

大部分的感染持續在注射毒品者的身上發生，由行為學的調查

數據顯示，性交易、使用非法藥物及大規模族群遷徙，是愛滋病感染的最重要原因。顯然要在二十世紀內，找出治療或預防愛滋病的希望已然破滅，這個現代黑死病只好留待二十一世紀來解決了。

問題既未能解決，我們倒可以回頭來檢視一下，引發愛滋病的病毒是如何及何時出現的？目前有兩個理論：一個認為愛滋病毒是在 1950 年代出現，另一個則說在更早以前就發生了；但是兩個理論都同意：愛滋病毒起源於非洲，而且是人類自己造的孽。

爭議的起源

1999 年英國 BBC 新聞記者愛德華‧胡波（Edward Hooper）發表一本新書《大河—回至愛滋病毒及愛滋病源頭之旅》，揭發了一個所謂的「陰謀」，提出一個理論指出：在 1950 年代的非洲，因為醫生的不小心，使用遭受污染的小兒麻痺疫苗來注射，造成愛滋病疫情擴散流行。根據他的證據表示，當時曾以一種分布在薩伊接近基山干尼地區的黑猩猩腎臟，祕密進行一種稱為 CHAT 的疫苗製造，而愛滋病毒 HIV-1 便由此直接進入人體，這就是所謂的「OPV-HIV」假說。在 1957～1960 年間，剛果、盧安達及蒲隆地有超過一百萬個非洲人接種過這種疫苗，而這也正是愛滋病首度出現的國家。

胡波的指控主要牽涉到三位科學家：當年給數百萬非洲人接種

的口服脊髓灰質炎疫苗（口服小兒麻痺疫苗，OPV），目前還有些剩餘的檢體鎖在美國費城維士達研究所（Wistar Institute）的冰櫃裡，只有所長克萊頓・伯克（Clayton Buck）博士握有鑰匙；第二位希拉蕊・寇伯羅斯基（Hilary Koprowski）博士是維士達研究所的前任所長，是當初研發該疫苗的負責人；最後一位史丹立・普羅金 Stanley Plotkin 博士於 1957～1960 年間，在維士達研究所進行疫苗研究，如今已是美國賓州大學的教授，曾與另一位學者瓦特・歐倫史坦恩（Walter Orenstein）博士合作，編寫了共一千二百三十頁的大書《疫苗》，[1] 是疫苗學的經典作品。

　　胡波舉證說他訪問了許多與疫苗研發及施打的相關人員，包括實驗室技術員、衛生人員及獸醫等，而且提出根據一位名為尤瑪（Juma）的技術員表示，當年在非洲的疫苗研究站，腎臟由黑猩猩體內摘取出後，就直接送往比利時位於盧安達的實驗室，其他證人也表示黑猩猩的腎臟是送至維士達研究所，而有些疫苗是在比利時剛果（剛果民主共和國）史坦力維爾地區的實驗室製造的。

---

1. Plotkin, Stanley A. and Orenstein, Walter A. (1999) Vaccines. Third Edition, W. B. Saunders Company, USA.

解決爭議的方法

　　要解決這種疑案似乎很簡單，只要將還鎖在維士達研究所冰櫃裡的口服脊髓灰質炎疫苗，取出檢驗一番，看看疫苗是否由黑猩猩細胞製成，或是有無 HIV 存在。但事情並非如此簡單，首先製造 CHAT 疫苗的記錄已經不存在了，於是伯克決定打開冰櫃，將疫苗檢體分送到世界上三間頂尖的獨立實驗室檢驗，看看這些檢體是否含有任何 HIV（或其前身）的蹤影；且為了保證研究是在盲目情況下進行的，因此各實驗室間都不知道彼此在做哪些檢驗。第一間是美國加州的洛許分子系統研究所（Roche Molecular Systems），所長是雪莉·蔻爾（Shirley Kwol）博士，負責測試疫苗有無 SIV（猴免疫缺乏病毒，疑似是人類 HIV 的前身）或 HIV 的蹤跡；第二間是德國的馬克思浦朗克演化人類學研究所（Max Planck Institute for Evolutionary Anthropology），所長是史旺惕·帕伯（Svante Paabo）博士，負責測試疫苗內的粒線體 DNA 及其來源的動物種類；第三間則是法國的巴斯德研究所（Pasteur Institute），所長是西蒙·瓦恩—霍伯森（Simon Wain-Hobson）博士，同時負責進行以上兩套實驗。整個事件至此演變成國際矚目的科學爭端，因為許多公開提出相反意見的都是生物科學界大老，且就連伯克都承認，這些研究結果可能解決

不了問題，因為只檢驗六至九個檢體，即使疫苗受到污染，偵測出病毒的機率也很小；再加上檢體已經存放超過四十年了，保存情況不明，在在都讓這次檢驗結果的代表性倍受質疑。

2000 年 9 月中，英國皇家學會舉辦了一場兩天的學術會議，討論愛滋病毒的源頭議題，各方人馬都出席唇槍舌劍了一番。依據實驗結果，三間實驗室都沒有找到疫苗檢體中有 HIV 或 SIV 的蛛絲馬跡，而粒線體 DNA 的實驗，也顯示疫苗並非由黑猩猩細胞製成，而是獼猴細胞，這使得當初負責執行非洲疫苗注射試驗工作的兩位科學家大感欣慰，寇伯羅斯基表示：「我 1957 年時人在非洲，但胡波並沒有，而我們也從未使用過黑猩猩細胞。」普羅金也同時表示：「我 1957 至 1961 年間在維士達研究所工作，但從未看見或聽說黑猩猩細胞這回事。」而事情就此結束了嗎？當然沒有，胡波提出了反駁：「我很佩服維士達研究所願意將疫苗取出進行試驗，可是當初不同實驗室時常製造出不同批的疫苗。」言下之意是指這批在日前檢驗的疫苗，並非當年注射用的脊髓灰質炎疫苗。

伯克表示：「我們相信這些實驗結果已經釐清有關維士達研究院製造的疫苗與愛滋病間的關連性，而實驗結果也應當已恢復社會大眾對疫苗製造及免疫接種的信心。」其實生物科學本來就以實驗室的研究為重，實驗結果一般都可以解決科學議題的爭端，可是這

個疫苗污染是否與愛滋病發生有關的爭議並未結束，雙方都有極富盛名的科學家參與表達不同意見，反而使得一般人更不容易瞭解科學的真相。讀者如有興趣可翻閱 2000 年 9 月 14 日《自然》期刊，報導中照片裡的人物正

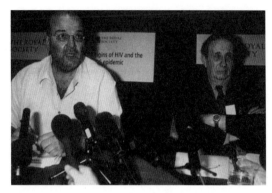

胡波（左）和普羅金是《自然》期刊報導中的「最佳敵人」。

是那兩位「最佳敵人」：胡波和普羅金，仔細看他們二人都帶著苦瓜臉呢！

（2001 年 2 月號）

參考資料

1. Butler, D. (2000) Analysis of polio vaccine could end dispute over how AIDS originated. Nature, 404: 9.
2. Hahn, B. H., Shaw, G. M., De Cock, K. M. and Sharp, P. M. (2000) AIDS as a zoonosis: scientific and public health implications. Science, 287: 607-614.
3. Kickson, D. (2000) Tests fail to support claims for origin of AIDS in polio vaccine. Nature, 14 September.
4. World Health Organization: 3 million AIDS deaths in 2000. CNN WebNews, Nov. 24, 2000.

探索抗愛滋的基因

◎—楊智雅、宣大衛

楊智雅：就讀中山大學生物科學研究所

宣大衛：任教於東華大學生命科學系及生技所

自 1984 年開始，有一批科學家開始尋找人類本身是否具有某些能夠對抗 HIV-1 侵襲的基因存在，能進一步影響細胞表現，讓細胞可以對 HIV-1 有不同的感受性，甚至不受干擾。

臺灣第一位愛滋病病患，在 1984 年間被診斷出來。根據行政院衛生署的統計，到 2000 年 12 月 1 日止，受愛滋病毒感染的人數已經累積達三千一百六十人，其中一千零一十六人已經發病。在 1999 年一年當中，全球即有超過二百六十萬人死於愛滋病，為自 1985 年收集相關資料以來的最高峰。同時，美國政府也在重新評估愛滋病全球蔓延的程度，並於 2000 年 4 日發表聲明，指出目前愛滋病蔓延的情況，足以導致某些國家政府的垮台，引發種族戰爭，甚至可以使美國幾十年來致力於建立自由市場、民主政治的心血毀於一旦。為了避免浩劫發生，前柯林頓總統首次將愛滋病列為對美國國家安全

的一種威脅，並指示過去從未參與打擊疾病的國家安全會議主持相
關的對應工作（摘自《中國時報》2000 年 5 月 1 日，尹德翰）。如
今，愛滋病受重視的程度是前所未有！

透視愛滋病毒

愛滋病的正式名稱為「後天免疫缺乏症候群」（acquired immu-
nodeficiency syndrom，簡稱 AIDS）。致病原為「人類免疫缺乏病
毒」（Human Immunodeficiency Virus，簡稱 HIV，圖一）。目前分為
HIV-1、HIV-2 和 HIV-0 三型，其中以第一型，即 HIV-1 致病力最強，
在感染後約八至十年，會因免疫力喪失而發病（因人而異）。病毒
主要是感染人體具有 CD4 抗原的 T 細胞（$CD4^+$ T-cells）。

T 細 胞 是 淋 巴 球（ly-
mphocyte）的 一 種。淋 巴 球
是 負 責 身 體 免 疫 系 統 的 細
胞，分 為 B 細 胞 和 T 細 胞。
前 者 負 責「體 液 免 疫」
（humoral immunity），可 以
產 生 抗 體；後 者 依 其 所 表 現
不 同 的 細 胞 膜 表 面 抗 原（如

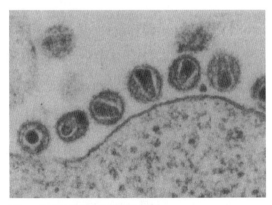

圖一：HIV 電子顯微超薄切片圖

CD4、CD8）可再細分，而執行不同重要的功能。具 CD4 的 T 細胞又稱為「輔助 T 細胞」（T-helper），可分泌多種細胞素來調控免疫作用的發生；具 CD8 的 T 細胞則稱「細胞毒性 T 細胞」（Cytotoxic T cell），當它活化後就有毒殺的機能，可以殺死變異或受感染的細胞。CD4 是細胞膜上的分子，具有作為受體的功能，並可協助訊號的傳遞。CD4 除了表現在 T 細胞外，也會表現在其他參與免疫反應的細胞上，特別是巨噬細胞（macrophage）和樹突細胞（dendritic cell），使病毒可以感染、駐進這些細胞內，潛伏在體內躲開免疫系統的攻擊。

愛滋病毒的主要傳染途徑為危險性行為、血液或其製品傳染與母子垂直傳染，目前尚無法根治。現今較具成效的療法為「高活性抗反轉錄病毒治療法」（highly active antiretroviral therapy，簡稱 HA-ART），又稱「雞尾酒療法」。通常使用一組藥物，包含兩種反轉錄酶抑制劑（reverse transcriptase inhibitor）以及一種蛋白酶抑制劑（protease inhibitor）。利用這三種藥物的聯合作用，殺死血液中的病毒，使其數目降低，並恢復免疫功能，延緩患者發病時間。但是治療效果雖達99.99%，仍有0.01%的漏洞，無法完全阻斷愛滋病毒複製徹底消除病毒。此外，雞尾酒療法費用昂貴，只有先進國家用得起，而全球有超過 90%的感染者根本無力負擔，另外藥物尚有許多

副作用，令人望而卻步。所以發展有效的預防性疫苗已是勢在必行，只是目前仍有技術和科學上的瓶頸亟待克服，再加上近年來對雞尾酒療法的抗藥性病毒株已經出現，更先進的醫學發展實在是刻不容緩。

　　長久以來，總令科學家百思不解的是：為什麼有些可能是感染愛滋病的特定高危險群（如須要經常使用血液製劑的血友病患者、危險性行為者，或是有靜脈注射毒癮者），雖然經常曝露在HIV-1的威脅下，卻不會受到HIV-1的感染？還有一些人雖然受到了HIV-1感染，但是卻可以延遲發病的時間，較一般的八到十年再晚了好幾年。到底是什麼原因？因此，自1984年開始，科學家開始尋找人類本身是否具有某些能夠對抗HIV-1侵襲的基因存在，能進一步影響細胞表現，讓細胞可以對HIV-1有不同的感受性，甚至不受干擾。

CD4是HIV進入細胞必要但非充分的條件

　　1983年，法國巴斯德研究所的路克・蒙塔尼耶（Luc Montanier）團隊首先將愛滋病病毒分離出來，在當時被稱作「淋巴腺腫瘤相關病毒」（Lymphadenopathy-Associated Virus，簡稱LAV），到1986年正式命名為「人類免疫缺乏病毒」（HIV）。HIV是反轉錄病毒，這些病毒擁有獨特的生活史，具有反轉錄能力，可以將自己的RNA反

轉錄成 DNA，並能嵌入宿主細胞的染色體中。反轉錄具有某些錯誤傾向（error-prone），可於病毒RNA進行反轉錄時增加錯誤發生，使得病毒本身的遺傳變異性大增，在複製的過程中容易發生突變而產生新的病毒株，以致於個體與個體間，甚至是相同個體在不同時期所分離出來的病毒株，都有實質上的差異。病毒外套上的兩種醣蛋白：gp120 和 gp41（合稱 gp160），則是病毒的蛋白質產物中變異最大的兩種分子（圖二）。它們所扮演的角色與病毒進入目標細胞

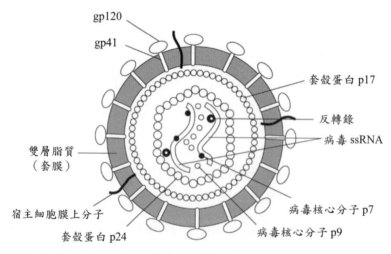

圖二：愛滋病毒的簡化切面模型。HIV病毒具有二條單股螺旋RNA（ssRNA），有兩層蛋白質套殼（外層由 p17 組成、內層則為 p24）及最外一層宿主提供的雙層脂質套膜。gp41 分子穿越整個套模，gp120 則以非共價結合與之作用，可以作為和 T 細胞作用的受體，協助病毒的入侵。此外，病毒亦攜有反轉錄酶（reverse transcritase）、蛋白酶（protease）、整合酶（integrase）和一些核心蛋白分子（p7、p9），以協助病毒機能。

（CD⁺ T cells）有關。早期的研究發現，細胞膜的表面抗原 CD4 為 HIV-1 進入細胞的主要受體。病毒膜上的 gp120 與 CD4 相互辨識，作用後產生結構的變化；之後再藉著 gp41 的協助，與細胞膜融合，讓病毒顆粒的基因組及蛋白質外殼得以進入細胞。但 1986 年，在馬頓（Maddon）的實驗中卻發現，單有 CD4 並不能使 HIV-1 進入細胞。他將人類 CD4 分子的基因殖入老鼠的纖維母細胞中，讓 CD4 表現在老鼠纖維母細胞的細胞膜上，再以 HIV-1 來進行感染測試。結果發現，病毒並無法感染老鼠的纖維母細胞，因而推測病毒顆粒要進入細胞，除了需要 CD4 與 gp120 的作用外，還需要某些人類所特有的分子做為輔助受體才能讓病毒得以進入細胞。因此，存在於人體細胞膜表面的 CD4 其實是病毒進入細胞所必要，但非充分的條件。

病毒與宿主的關係

病毒在感染和傳播的過程中，它的宿主細胞往往扮演著一個「共犯」的角色。從一開始，病毒侵入細胞就必須先與宿主細胞的表面分子相互作用。感染後，病毒再藉著細胞作為複製病毒核酸和蛋白質的工廠，幫助病毒大量繁殖肆虐！除此之外，反轉錄病毒還有一個更狡猾的特性：會將自己的基因組嵌入宿主細胞的染色體中，因此當宿主細胞在進行分裂時，病毒的基因組會隨著宿主染色

體一起複製，分離時也一起分離、進入子細胞中，讓新繁殖的細胞都帶著病毒的基因，快速擴散（圖三）。所以要徹底掃除病毒的侵擾，就必須對兩者間的關係有透徹的瞭解，才能找出最適切的預防方法和治療策略。

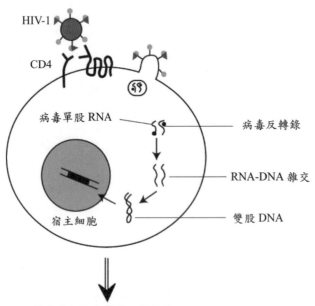

圖三：HIV 進入細胞後會將其 DNA 嵌入宿主細胞的染色體中。病毒一開始先利用 gp120 與 CD4 結合後，進行融合，使病毒的基因組進入細胞。隨後移除核蛋白，釋出 ssRAN 和反轉錄，反轉錄利用 ssRNA 為模板進行反轉錄，形成 RNA-DNA 雜交。RNA 逐漸消失後，第二股 DNA 合成形成雙股 DNA。DsDNA 進入細胞核中，在整合的協助下插入宿主的染色體。此後將可隨宿主細胞分裂而進入子細胞中。

此外值得注意的是，所有的 HIV-1 病毒株又可大致分為兩大類：「親 T 細胞型的病毒株」（T cell line tropic virus or T-tropic virus）及「親巨噬細胞型的病毒株」（Macrophage-tropic virus or M-tropic virus）。這兩類病毒株均可感染 CD4⁺ T 細胞，但偏好巨噬細胞的病毒株更可以侵入

巨噬細胞並進行複製。一般而言個體間的傳染及愛滋病患者早期體內的病毒株，主要是以親巨噬細胞的病毒株為主；到了晚期則以親 T 細胞的病毒株為主。後續的研究發現，這兩類病毒所使用 T 細胞上的輔助受體並不相同，親 T 細胞的病毒株使用 CXCR4 作為輔助受體；而親巨噬細胞的病毒株則使用

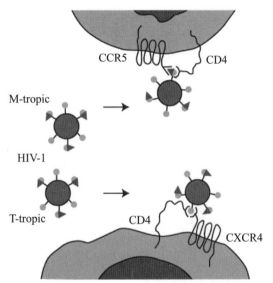

圖四：不同偏好的 HIV-1 利用不同的輔助受體進入細胞，但均要與 CD4 作用。

CCR5，還有一些病毒株可以同時使用 CXCR4 和 CCR5。

抑制因子與其受體的找尋

　　近年來，探索輔助受體之謎的工作漸次展開。一方面，專注於比較基因上的差異，包括依照健康狀況的差異來分類並統計分析，例如在高危險群體中，將已受 HIV-1 感染和未受 HIV-1 感染的個體分開來比較，或將已感染 HIV-1 的人，依愛滋病情發展的速度不同分開來比較，看看是否有「具影響力的基因」存在。同時隨著更多病患

資料的建立及累積，更多相關的基因被發現，還有更精密複雜的電腦分析程式被設計出來，搜索的腳步可說是一日千里。

另一方面，科學家發現人體內有些分泌性的小蛋白質分子扮演著抑制因子的角色，可以讓已受感染的個體延遲發病，甚至限制HIV-1 的感染。1995 年底，美國科學家羅伯・蓋勒（Robert Gallo）及其團隊發現，人體本身存有的三種化學激素：「巨噬細胞發炎反應蛋白-1β」（MIP-1β, Macrophage Inflammatory Protein）、「巨噬細胞發炎反應蛋白-1α」（MIP-1α）和「正常 T 細胞表達與分泌的活化調控蛋白」（Regulated on Activation Normal T cell Expressed and Secreted，簡稱 RANTES），均是與發炎作用相關的化學激素。當體內這些物質的濃度昇高時，可以抑制某些親巨嗜細胞株的HIV-1 進入巨噬細胞。因此，可以推測這三種化學激素在與細胞作用後，可以阻止病毒顆粒進入細胞，同時也表示這些化學激素在細胞膜上作用的受體扮演雙重的身分：平常時是化學激素的受體；當 HIV-1 侵入細胞時，則成了病毒的輔助受體。

之後的研究焦點便指向這三種化學激素的受體，以致於 CXCR4和CCR5 陸續被發現。CXCR4 和CCR5 均是細胞膜上的跨膜分子（圖五），均可以與 RANTES、MIP-1β和 MIP-1α作用。另一方面的研究也顯示，早期的感染是以偏好巨噬細胞的病毒株為主，藉由CCR5 進

入巨噬細胞，進行大量病毒複製，以擴大感染範圍。感染數年之後，隨著基因突變發生的累積，病毒發展出具有不同特性的gp120變異性病毒株，此時主要是利用 CD4 和 CXCR4 作為接受器來入侵細胞。同時在這個階段，血液中的病毒數量會大量增加，加速與 T 淋巴球的作用，攻擊細胞讓細胞死亡，而使具 CD4 的 T 細胞的濃度降低。在一般臨床上，正常人的血液中每立方公釐約有一千一百個 CD4$^+$ T cell；當每立方公釐血液所含的 CD4$^+$ T cell 少於二百個時，則無法維持免疫功能，即為 AIDS 病發（美國疾病管制中心，CDC，1992 年頒定）。換句話說，一開始感染個人的病毒株為親巨噬細胞

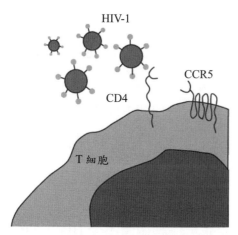

圖五：在早期感染，HIV-1 藉 CD4 和 CCR5 侵入細胞。

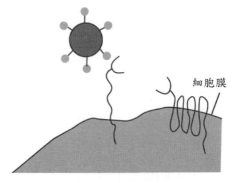

圖六：CCR5 與 CXCR5 均為跨膜分子。

株的，逐漸發展成雙重型的病毒株（即可侵入 CD4⁺巨噬細胞和 T 細胞），最後大量親 T 細胞株的病毒株感染 T 細胞，導致細胞病變、死亡，如此一來，免疫功能喪失，個體便容易受疾病感染或誘發癌症而死亡。

具有缺失的 delta32 CCR5

　　既然知道 CCR5 和 CXCR4 是愛滋病毒入侵人體免疫細胞的輔助受體，在基因研究上的下一步便是追查這兩個蛋白質分子的基因型是否具多形性。1996 年，發現個體間 CXCR4 基因型的保留性很高，並無顯著的差異。而在 CCR5 基因方面，發現有些對偶基因較一般正常的對偶基因有三十二個核酸發生缺失，使這段基因不表現或表現異常，失去正常功能。這種發生缺失的對偶基因以「delta32 CCR5」來表示。如此具缺失的基因，在某些特定人種中所占的比例竟可高達五分之一。同時針對高危險群進行分析，將已受 HIV-1 感染個體群與未受感染個體群分開，取其基因型進行比對。結果發現有一處的基因型差異極大，就是 CCR5 基因！

　　而在生物統計方面（表一），在未受感染的組別中，有 3%的個體，其 CCR5 對偶基因均發生缺失，能完全保護個體不受 HIV-1 的侵擾，具有高度意義。而 CCR5 對偶基因中有一正常、一缺失的個體比

表一：CCR5 缺失的比率與 HIV-1

	兩 CCR5 對偶基因均正常（%）	兩 CCR5 對偶基因均突變	一正常一突變
已感染 HIV 個體	85	0	15
未感染 HIV 個體	83	3	14

例約為 15%，推測這樣的個體可能具有部分的保護力，雖然仍會被感染，但可以延緩病情的發展，延遲發病時間。

　而這樣的變異基因「delta32 CCR5」並沒有平均分布在所有的人種中，從族統計分析的結果發現，在歐美的高加索人（Caucasian）族群突變機率最高（約 10%），而非洲和東亞族群則幾乎沒有（表二）。為什麼會有這樣的分布差異？目前仍是眾說紛紜，沒有確實

表二：不同人種 CCR5 缺失的頻率

人種	對偶基因發生突變的比率（%）	CCR5 基因型的比率		
	突變的對偶基因	兩對偶基因均正常	兩對偶基因均突變	一正常一變異
歐洲的高加索人	10.0	81.0	1.0	18.0
美國的高加索人	11.1	79.0	1.2	1.2
美國的非洲人	1.7	96.6	0.0	3.3
美國印地安人、非洲人、東方人	0.0	100.0	0.0	0.0

的答案。在臺灣，中山醫學院在 1999 年 11 月發現一名男性，雖和感染愛滋病的配偶持續有親密關係卻未遭感染，研究人員推測很可能是基因突變隔絕了愛滋病毒的侵犯。但根據 1998 年鄢搖培在〈存在於臺灣族群具有阻絕 HIV-1 感染的特異基因與細胞因子之探討〉的研究中則指出，並未在臺灣族群中發現 delta32 CCR5 的存在。顯示在這方面有再詳細研究的必要。

除了 delta32 CCR5 外，尚不能忽略：還有其他基因變異的存在也能使個體 CCR5 表現異常而不受 HIV-1 的感染。也許能解釋其他非 delta32 CCR5 個體亦能對 HIV-1 有保護力的原因。

如何利用 CCR5 的角色來對抗愛滋

近年來的研究均指出，兩對偶基因均為 delta32 CCR5 的個體，的確對 HIV-1 的感染具有保護力。因此，利用 CCR5 做為對象的抗愛滋新嘗試，便很快被應用在發展抗愛滋治療的策略上。

首先想到的對策便是將 CCR5 封鎖起來，凍結它與 gp120 作用的能力。當 CCR5 被封鎖而失去 HIV-1 輔助受體的功能之後，便可以中斷病毒的入侵途徑，使其無法感染細胞。而使用抗 CCR5 的抗體或是可與 CCR5 作用的分子相似物，便可以與 HIV-1 競爭 CCR5，提供作為疫苗的可能。當然，開始時不免擔心 CCR5 失去正常功能後是否會

對人體有影響。幸好，研究顯示：無正常CCR5的個體並沒有明顯的免疫失能或組織病理症狀，而且能維持健康，因為還有其他的化學激素接受器，如CCR2b、CCR3可以補償CCR5缺失的正常功能。

另一方面，想利用基因工程技術，將CCR5基因破壞，使巨噬細胞不能表現或表現不正常的CCR5的想法也受到關注。此外，我們也可以分析每個人的CCR5的對偶基因，瞭解其CCR5是否有缺失，有沒有受到保護；若已被感染，便可以推測病情的發展，來選擇最有效的治療方法或用藥策略。

結語

近年來在對抗愛滋病的醫藥研發上，已有相當的進展。除了目前正在使用的六十多種藥物外，尚有超過一百種以上的藥物，正在進行各階段的臨床測試。治療策略也有了態度上的轉變，嘗試將AIDS視為一種慢性疾病，以藥物清除血液中的病毒顆粒來延緩病人發病的病程，將原先的八至十年增至十至二十年或者更長，降低愛滋病對病人生命的威脅。

的確，以上的研究結果為對抗愛滋的難題帶來了莫大的期盼，似乎消滅愛滋指日可待。然而，世事並非總是如此平順。因為近來的研究竟然發現一件兩對偶基因均為 delta32 CCR5 突變的個體遭受

HIV-1 感染的病例。雖然目前對於病毒真正感染的原因、方式還不清楚，但確實是一大打擊。使科學家警覺到可能有其他輔助接受器的存在，並認識到對 HIV-1 感染的影響還需要再更詳加研究（如 CCR2b 及 CCR3 是如何協助 HIV-1 進入細胞等）。看來，要找到能徹底對抗愛滋病的方法，還有一段很長遠的路。

（2001 年 4 月號）

參考資料

1. Ansari-Lari MA, Liu XM, Metzker ML, Rut AR：The extent of genetic varitation in the CCR5 gene. Nat Genet, 16 (1997) 221-222.
2. Berson JF, Long D, Doranz GJ, Jirik FR, Doms RW：A seven-transmembrane domain receptor involve in fusion and entry of T-cell-tropic human immunodeficiency virus type-1 strains. J Virol, 70 (1996) 6288-6295.
3. Cocchi F, DeVico AL, Garzino-Derno A, Arya SK, Gallo RC, Lusso P：Identification of RANTE, MIP-1 alpha and MIP-1 beta as the major HIV-supressive factors produced by CD8+ T cslls. Science 270 (1995) 1811-1815.
4. Maddon PJ, Dalgleish AG, McDougal JS, Clapham PR, Weiss RA, Axel R：The T4 gene encode the AIDS virus receptor and is expresswed in the immune system and the brain. Cell, 47 (1986) 333-348.
5. Persidis A：Progress against HIV. Nat Biotechnol. 18 (2000) 466-467.
6. Sampson M, Libert F, Doranz BL, Rucher J, Liesnard C, Farber C-M, Saragosti S, Lap-

oumeroulie C, Cognaux J, Forceeille C：Resistance to HIV-1 infection in caucasian indi-
viduals bearing mutant alleles of the CCR-5 chemokine receptor gene. Nature, 382 (1996)
722-725.

7. Zhang Y, Moore JP：Will multiple coreceptor need to be target by inhibitiors of human im-
munodeficiency virus type 1 entry？J, Virol, 73 (1999) 3443-3448.

8. AIDS Database：AIDS line, AIDS drugs, AIDs trails.http://www.nlm.nih.gov/medlineplus/
databases.html

愛滋病走過二十年

◎—江建勳

愛滋病發現二十週年，但愛滋病毒仍然有許多未知的謎。而不論抗反轉錄病毒的藥物多有效，愛滋病仍被視為是一種致命性的疾病。

1981 年 6 月 5 日美國疾病控制及預防中心在其《病情及死亡率每週報導》（Morbidity and Mortality Weekly Report）上發表一個消息：有一種奇怪的致死性肺炎（肺部被稀有的寄生蟲感染，病名為「卡林肺囊蟲肺炎」，（Pneumocystis carinii pneumonia, PCP）於男同性戀者身上爆發。同時還有醫生報告，洛杉磯及紐約的男同性戀者除了肺炎外，還發作另一種稱為「卡波西肉瘤」（Kaposi's sarcoma）的稀有癌症—愛滋病即由此渾沌初始，迅速發展壯大成這個時代最有害世人健康的一隻大怪獸，形成全球性的潰爛現象，測試人類在社會、文化、宗教及科學上的種種信仰。二十年後，愛滋病持續快速擴散，特別是在非洲撒哈拉沙漠以南的地區。但目前我們手裡僅有

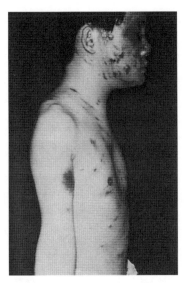

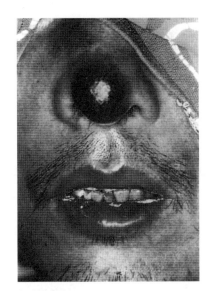

卡波西內瘤　　　　　　　　　　　　卡波西肉瘤

昂貴的藥物，卻還見不到治癒的方法及疫苗，許多研究人員甚至表
示，最糟糕的情況尚未到來。

與日俱增的愛滋病患

　　2000 年 12 月 1 日是聯合國的「愛滋病日」，聯合國愛滋病綜合
計畫（The Joint United Nations Program on AIDS，簡稱 UNAIDS）發表
一系列悲慘冷酷的數字，顯現愛滋病在全世界造成的傷害：有三千
六百一十萬人罹患愛滋病或體內帶有愛滋病毒；1999 年有三百萬人

死於愛滋病；愛滋病開始流行後有二千一百八十萬人死於此病；五百三十萬人新近被愛滋病毒感染；非洲撒哈拉沙漠以南地區因愛滋病死亡的總人數高達一千五百萬人。其中非洲東部的波紮那共和國是全世界愛滋病毒感染率最高的國家，一百六十萬人民中就有三十萬人被感染，幾乎占總人口的五分之一。許多非洲國家的鄉村都變成鬼域，經濟因此崩塌，任何字眼已無法形容這種慘狀。

如今愛滋病在人口最多的亞洲及東歐也形成重大問題：蘇俄衛生部報告 2000 年一年中愛滋病的病例就增加了百分之百；印度感染愛滋病毒的人數（包括男人、女人和小孩）也有三百八十六萬人之多；最近大陸政府也承認面臨巨大的愛滋病危機，原先政府對於危機的反應總是採取推拖與否認的態度，如今官方終於發表罹患愛滋病的統計人數為二萬三千九百零五人，但國外專家認為這個數字低估得太離譜，實際病患人數應超過六十萬人，同時聯合國也表示，如果大陸政府不採取積極的預防措施，到 2010 年時，將有一千萬甚至更多的人遭受愛滋病折磨而痛苦不堪。

愛滋病孤兒更堪憐憫，非洲撒哈拉沙漠以南的地區就有超過一千二百萬個兒童因親人死於愛滋病而變成孤兒，這個數目相當於英國的總人口數，而依據估計到 2010 年時，孤兒人數會增加至四千三百萬人，整整一代兒童的成長過程身邊將沒有父母親、沒有老師、

也沒有未來！更令人鼻酸的是：兒童會因為父母、叔伯、姑舅、阿姨或其他親人相繼過世而經歷多次慘痛的孤兒過程，許多孤兒被迫在街頭流浪，活在情緒與精神的虛空中。

愛滋病的起源和治療研究

　　其實早在 1959 年時，非洲剛果就有一位不知名人士死於一種不知名的疾病，許多年後，研究人員分析這個病人的血液檢體，赫然發現這個人應該是第一位被證實感染愛滋病毒的病患。

　　1981年，愛滋病流行開始時，由於是一種主要在白人男同性戀者間發現的疾病，的確引導某些人認為這是種同性戀疾病，甚至被稱為是一種「與同性戀男人相關的免疫缺乏症」（gay-related immune deficiency，簡稱 GRID）；直到第二年才正式改名為「後天免疫缺乏症候群」（acquired immunodeficiency syndrome，簡稱AIDS）。1983 年，法國巴斯德研究院路克‧蒙塔尼耶（Luc Montagnier）博士領導的研究小組，分離出一隻

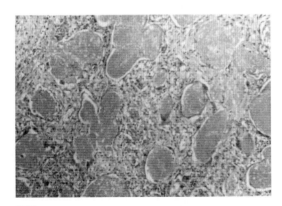

切片

稱為「淋巴腺病相關病毒」（lymphadenophathy-associated virus，簡稱 LAV）的病毒株；1984 年美國政府宣布，國家癌症研究院的羅伯·蓋勒（Robert Gallo）博士也分離出另一株引起愛滋病的病毒，名為「人類 T 細胞白血病／淋巴瘤病毒」（human T-cell leukemia/ly-mphoma virus，簡稱 HTLV-III）；二年後其他科學家才確定這二株病毒其實是同一種病毒，一個國際性委員會於是訂出一個新名字，稱為「人類免疫缺乏病毒」（human immunodeficiency virus，簡稱 HIV）。同年有個叫做蓋頓‧杜格斯（Gaetën Dugas）的男人（被愛滋病研究人員稱為零號病人）病死，他與美國最先被發現罹患愛滋病的十幾名同性戀男人都發生過性行為，而此時美國健康及人類服務部還大言不慚的表示，二年內就會研發出愛滋病疫苗，進行人體試驗，結果大謬不然。

　　1985 年，法國巴斯德研究院還與美國健康及人類服務部打官司，爭取蓋勒發展出來的愛滋病檢驗套組的專利權，最後雙方同意共享血液檢驗的使用權。世界衛生組織在 1986 年時展開全球性對付愛滋病的策略，第一種抗愛滋病毒的藥物 AZT 也被美國食品藥物管理局核可上市；六年後該局又核可了另一種藥物 dideoxcytidine（ddC）與 AZT 同時使用，成為愛滋病治療史上第一個成功的混合藥物治療法（即所謂的雞尾酒療法）。

1996 年，聯合國愛滋病綜合計畫開始運作，取代了世界衛生組織的愛滋病全球計畫，此時美國食品藥物管理局核可了一種蛋白抑制劑來治療愛滋病毒陽性病人，藥物的作用是抑制愛滋病毒的複製能力，研究顯示三種藥物混合的治療法比二種藥物混合要有效得多，於是科學家樂觀的想法滋長，認為愛滋病毒可以藉「雞尾酒」藥物控制。

　　1997 年，研究人員發現愛滋病毒侵入免疫系統的記憶細胞，形成病毒的隱匿藏身處。

　　1998 年，第一個愛滋病疫苗的人體臨床試驗在美國開始進行。

　　1999 年，美國阿拉巴馬大學的科學家報告，他們追蹤到愛滋病的始祖是來自非洲中西部的一種黑猩猩。

　　2000 年，南非德爾班舉行第十三屆國際愛滋病會議，南非總統塔布‧姆貝基（Thabo Mbeki）質問抗愛滋病藥物的安全性，並提出愛滋病是否的確是由愛滋病毒所引起的等問題，結果引發一場批判的風暴。

　　2001 年，越來越多人注意到抗愛滋病藥物的毒性太大，會同時產生劇烈副作用，且醫療方法也逐漸失效，聯合國秘書長安南（Kofi Annan）呼籲成立「戰爭基金」（war chest），希望每年至少募集七十億美元來預防及治療開發中國家的愛滋病，南非政府的愛

滋病年度報告也指出愛滋病毒已經感染了四千七百萬人，且病情持續擴散中，相信每四個南非人中就有一人帶有愛滋病毒。

愛滋病發生二十年

美國 CNN 網路新聞於 8 月 21 日現場訪問蓋勒博士，談及有關愛滋病發生二十年的感想，他提出的一些意見十分值得參考。蓋勒表示，二十年前事件發生時，社會的氣氛變化快速、狂野而躁動，人們情緒也十分不穩定，不像目前的一致與穩健；而最初幾年的研究情況一直變動不羈，有關愛滋病病因的各種理論、陰謀及無數激情的想法到處飛舞，科學家對於究竟有哪些人是真正的病人並不十分清楚，而病人也同樣不了解科學家。如今時光流逝，所有情況皆已改善，同時顯得生氣勃勃，因為每週都有難以置信的科學進展發生，研究氣氛因進展而興奮，但醫生仍然眼睜睜看著病人死去。因此不論科學如何向前邁進，也只是虛空。

而就愛滋病研究的進展而言，1983～1985 年的確是個特殊的時代，是個激昂的發現期。蓋勒認為愛滋病對科學的主要挑戰為如何獲取

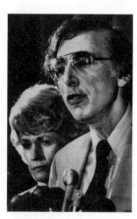

年輕時的蓋勒教授，
1985 年

足夠的了解，再加上良好的實用感覺，以研究新的治療方法，並對第三世界國家實際有所幫助，這就是巨大、持續存在的挑戰；而另一項同樣具挑戰性的工作是針對某些難纏的愛滋病毒研發預防性疫苗，蓋勒預言他的研究團隊（蓋勒目前是美國馬里蘭大學生物技術研究院人類病毒研究所的所長，同時也是醫學院醫學與微生物學教授）必定可研發出一種愛滋病毒疫苗，能完全保護人類不受感染，最後他更預測所有的紛擾都將結束，而在此之前，期待能發展出更有效、毒性不大且更廉價的治療方法，以解決第三世界的問題，同時還希望能製造出預防性疫苗。蓋勒表示，事情告一段落後，如果他還年輕的話，就可以全力以赴、重回癌症的研究領域。

愛滋病專家大衛·舍契爾（David Satcher）博士也在愛滋病發現二十週年時發表專業意見。他認為經過這許多年，美國及世界其他地區的情況變得十分清楚，人們在不安全的性接觸後，不但使得愛滋病毒能在同性及異性間傳播，同時還能經由其他方式傳播，如藉由某種體液由一個人傳至另一個人，因此不僅注射不法藥物及共用被污染的針頭會增加感染愛滋病的危險，懷孕及生產時愛滋病毒也會由母親傳至嬰兒（垂直感染）。談到這點，在美國男人與男人間的性行為仍然是愛滋病毒傳染的一個主要模式；但是從全球的觀點來看，幾乎80%的愛滋病例都是由異性間傳染的。

愛滋病患的現況

其實科學家對愛滋病的存活率了解得並不清楚，目前只知道有人體內攜帶愛滋病毒已經超過二十年，但並不曉得他究竟能活多久。而不論抗反轉錄病毒的藥物多麼有效，醫生仍然視愛滋病為一種致命性疾病。在美國愛滋病已逐漸演變成是有色人種、女人及年輕人的流行病（非裔美國人男同性戀者罹患愛滋病的比率為 14.7%；二十三至二十九歲的年輕男同性戀者中，每年有 4.4%新感染上愛滋病；而十三至十九歲愛滋病毒陽性的年輕人中，有百分之六十四是女性），但真正的問題在於：如何將明確的預防資訊傳達給這些最邊緣化的族群？這些人很可能被社會力量推擠到一邊，年輕的男同性戀者在社會族群裡很難被認同，因為他們也不認同自己，有色的男同性戀者更是如此，由於籠罩著同性戀的污名，有色的年輕男同性戀者及雙性戀男人總是不願意承認他們真正的性取向，在雙性戀的案例中更不會向其他人承認，包括他們的性伴侶。因此目前真正的挑戰是，找出一種方式讓這個族群的人有動機來改變他們的異常行為。但可憂之處在於，如果藥物能降低體內的病毒數目，這些人就表現得盲目樂觀，以為藥物可以有效治療愛滋病，因而更不重視安全的性行為。

估計美國約有九十萬人感染愛滋病，其中只有三分之一得到抗反轉錄病毒藥物的治療；另外三分之一雖然知道自己屬於愛滋病毒／愛滋病陽性的病人，但是得不到治療；剩餘的三分之一（約三十萬人）甚至連自己被病毒感染了都還不知道。目前在研發愛滋病疫苗方面有幾個計畫顯現可能有成功的機會，已經有疫苗在世界幾個不同地區進行第三期人體臨床試驗（最後階段），其中大部分的研究是由美國政府機構或私人基金會支持。然而大部分的專家都同意，還要五年以上人們才能獲得有效的愛滋病疫苗—愛滋病毒是種難纏的病毒，因為牠們具有強大突變或改變的能力。

愛滋病能治癒嗎？

　　最後談到最令人關心的問題：愛滋病究竟有被治療痊癒的希望嗎？目前的答案恐怕不甚樂觀，因為愛滋病毒的最新研究出現讓人沮喪的答案。幾年前，即使某些態度最保守的研究人員都認為，愛滋病毒的末路可能接近了，能殺死愛滋病毒的藥物可能即將大功告成，他們相信，只要能將人體內所有的愛滋病毒肅清，就能治癒疾病。但這種討論的熱潮迅速消退，當初讓醫生感到驚異的新型雞尾酒藥物並無法清除病毒，即使所有的疾病徵兆都消失了許多年，但

愛滋病毒仍然潛伏於身體某處，一旦病人停止服藥，成千上萬的病毒就會呼嘯而回。

美國約翰霍普金斯大學羅伯·西里西安諾（Robert Siliciano）博士的研究顯示：愛滋病毒侵犯的是病人免疫系統裡最基本的層面，也就是免疫記憶。對於病毒而言，這是保證自身存活的完美機制，因為病毒可以無聲無息藏身於某種細胞內。因為這種被稱為「休息中的記憶 T 細胞」，除了唯一的任務—「儲存遭遇到的病菌記錄，使人體在下次遇到相同的病菌時，可以準備反擊」之外，不必做任何事，只要坐著乾「等」。正因為這種細胞是免疫系統的記憶體，所以必須存活長久，否則人們將會受到同樣的病菌攻擊，一次又一次罹患相同的疾病。而愛滋病毒就藏身在這種睡眠細胞內，靜止卻危險，因為西里西安諾認為，這種情況表示愛滋病毒的感染將會持續一輩子。

不過科學家也已學習到許多病毒如何藏匿的知識，例如：愛滋病毒在病患體內的主要攻擊目標是一種稱為「CD4 T 協助者細胞」的白血球，病毒會感染這種細胞，使其製造更多病毒，然後再殺死它；然而也有部分 CD4 T 協助者細胞被感染後會變成記憶細胞，因為愛滋病毒會將自身的基因插入細胞的遺傳密碼，已複製更多病毒，但是當這種細胞開始沈睡時，病毒也會跟著睡去—所有的這些

情況都在愛滋病毒感染病人的第一天內發生，此時人體尚未開始製造抗體對抗病毒，而這種細胞的數目不多，可能只有一百萬個，分布於血液及淋巴腺體內，或其他部位；而每當記憶細胞分裂時，愛滋病病毒就開始複製──在正常情況下，人體免疫系統應該會殺死被愛滋病毒感染的細胞，但實際上往往做不到，因為所有的細胞看起來都一樣正常，被感染的細胞與正常細胞間唯一的不同處在於一小段愛滋病毒的 DNA。由於這種相似性，使得感染細胞幾乎不可能被任何種類的治療藥物殺死，因為沒有簡單的方法可分辨出好細胞與壞細胞。

對抗愛滋病的新方法

何大一博士是紐約亞倫戴蒙愛滋病研究中心（Aron Diamonds AIDS Research Center）主任及洛克斐洛大學教授，是愛滋病毒研究火線上的一號知名人物，以協助設計廣泛應用於治療愛滋病的「雞尾酒」藥物而大大有名。他治療愛滋病的方法是利用藥物制止病毒感染更多免疫細胞，讓病人體內完全沒有病毒的蹤影，猜

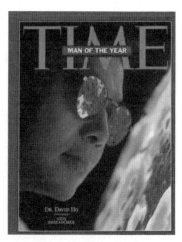

何大一博士，時代週刊封面人物，1996 年

想這麼一來這個病人最後就可以自然死亡。

　　但發現「愛滋病毒是藏身於記憶細胞內」改變了他的想法，他目前提出一種新型的四種藥物混合治療法，是一種超級的「高活性抗反轉錄病毒治療法」（highly active antiretroviral therapy，HAART），研究小組相信這種藥物比標準藥物更有效，其目的是停止病人體內低度循環的病毒，而後切斷新感染記憶細胞的供應。如果這種藥物有效，何大一相信，三至四年就能去除病人體內被愛滋病毒感染的記憶 T 細胞；但他也表示，並非去除病毒藏身處後愛滋病就治好了，可能還有其他難題存在，其中之一就是受感染記憶 T 細胞是否是愛滋病毒在病人體內的唯一藏身處，如果不是，病毒也可能徘徊於其他難以檢查到的部位，或躲在愛滋病藥物所達不到的組織，如大腦、骨髓及睪丸，而想要去除那些未知的病毒藏身處是一件讓人望之卻步的工作，這就是為什麼許多研究人員如今會相信：最終抵抗愛滋病毒感染的最佳防禦方法是依賴人體本身的力量，教導人體的免疫系統控制愛滋病毒，讓病人可以停止服藥，因為藥物的毒性愈來愈大，會產生有害健康的副作用。無人可知此法是否有效，但科學家想出一種還未經驗證的策略：用標準藥物來制止病毒的複製，然後再給予疫苗或其他補強藥物，增強人體免疫系統天生對抗愛滋病毒的能力。

結語

2011年8月何大一博士來臺灣參加「第九屆美洲華人生物學家前瞻生物技術及生物醫學國際會議」時，主持了一個有關愛滋病的學術研討會，發表論文說明愛滋病毒藏身於記憶 T 淋巴球內的確會影響藥物的療效。但最後他預告他的研究小組不久後將會研發出有效的愛滋病疫苗，給予聽眾極大的信心，同時也給無數愛滋病患一個新的希望。

（2001 年 11 月號）

參考資料

1. U.N. "World AIDS Day held as disease spreads", CNN News, 2000. 12. 01.
2. "Can AIDS ever be cured? ", CNN News, 2001. 04. 29.
3 "Africa has 12 million Aids orphans' ", BBC News, 2001.05.14.
4. "Researchers in the AIDS forefront", CNN News, 2001.05.30.
5. "HIV/AIDS Timeline", CNN News, 2001.05.31.
6. "HIV co-discoverer Dr. Robert Gallo on AIDS research over the past 20 years", CNN News, 2001.06.05.
7. "Dr. David Satcher on 20 years of AIDS", CNN News.
8. Check, Erika (2001), "AIDS at 20", Newsweek, June 11, 2001.
9. "China admits Aids crisis", BBC News, 2001.08.09.

黴漿菌是愛滋病的幫兇嗎？

◎—賴人鳳、樊琳、宣大衛

賴人鳳：畢業於中山大學生科所

樊琳：任教於屏東師範學院自然科學教育學系

宣大衛：任教於東華大學生科所

令人聞之色變的愛滋病，其真兇是病毒嗎？且讓我們來探討另一種微小的細菌——黴漿菌，看看它在愛滋病的病程發展上，可能擔任什麼樣的角色。

「後天免疫缺乏症候群」（acquired immunodeficiency syndrome，簡稱 AIDS）即惡名昭彰的愛滋病，其致病原一般都認為是屬於「反轉錄病毒科」（Retroviridae），慢性病毒亞科（Lentivirinae）的「人類免疫缺乏病毒」（human immunodeficiency virus, HIV）。此病毒可分為兩型，HIV-1 及 HIV-2，主要感染具有 CD4$^+$表面抗原蛋白的 T 淋巴球（主要為 helper T cell），使依賴輔助 T 細胞活化而產生的細胞免疫降低或消失，造成人體免疫力降低，甚至完全喪失，患者往往因此死於伺機性感染之下。

在臨床上，愛滋病的定義為一種「症候群」，但因為它所表現出來的症狀非常多樣化，且影響層面可至神經系統、心臟、肝臟及腎臟功能，不禁令人懷疑，僅此HIV 的單一病原是否真有如此強大的致病力？再加上

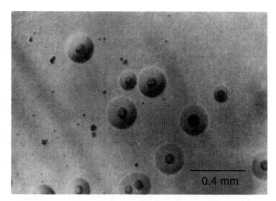

黴漿菌

HIV 只對人類致病，致使科學家無法依照「柯霍法則」（Koch's postulates）直接判定愛滋病的致病原，故學界對於認定 HIV 為愛滋病的唯一病原仍有很多爭議。本文主要目的即是討論一群在自然界中沒有細胞壁的細菌—黴漿菌（mycoplasma，圖一）和愛滋病之間的可能關聯性。

臨床統計資料是否支持黴漿菌與愛滋病的關聯？

在臨床上，經測試為 HIV 陽性的感染者，其發生 AIDS 病變的時間可能在數月至十年以上，如此大的潛伏期差異，實在很難以同一種病原感染來解釋。而 AIDS 病患發病時，血液中可偵測到被感染的T 淋巴球數目，事實上只占其總數的小部分，與病情的嚴重程度並不

相符。因此，醫界懷疑某些在一般檢體中不易分離、培養的其他微生物，可能在 AIDS 的發病上擔任某種角色。

黴漿菌就是一種非常小型的細菌，小到可以通過極細小的濾膜，故曾一度被認為是病毒。而它與其他細菌最大的不同點在於它缺乏細胞壁，僅有細胞膜的構造；同時，它也是最小的可自我複製的生物。它在人體的腸道、咽喉等許多部位形成正常菌落，長期的存在，卻不感染侵犯人體。不過醫界也早已發現，在免疫力遭到抑制的個體上，黴漿菌可引起系統性的全身感染，甚至造成免疫系統的干擾，進而而引發自體免疫的情形。

而從 1980 年代起，由於許多 AIDS 病人的體內都分離出不同種的黴漿菌，科學家們因而開始懷疑黴漿菌與 AIDS 之間存在有某些關係，而這些相關可能是影響 HIV 的致病機轉。至於那些由病人體內分離出來的黴漿菌包括：*Mycoplasma pirum*、*Mycoplasma fermentans*、*Mycoplasma genitalium* 及 *Mycoplasma penentrans*。

能夠在病患的檢體中發現黴漿菌，主要是依靠兩種靈敏的檢測方法：免疫組織化學（immunohistochemistry）及聚合酶連鎖反應（polymerase chain reaction, PCR）。美國羅世清博士發現，當 AIDS 病患併發腎功能病變時，75%（15/20）可在腎臟切片中偵測到 *M. fermentans* 的感染；反之，AIDS 病患如無腎病變則無法在腎臟切片中偵

測到 *M. fermentans*（0/15）。類似的結果可在 AIDS 發生肝臟、脾、腦、淋巴結病變的患者身上發現。另一方面，賀羅維茲（Horowitz）等人以抗 HIV 的血清和抗黴漿菌的血清篩檢受試者，發現 HIV 陽性患者中，有 40%感染黴漿菌，而 HIV 陰性患者中只有 10%感染黴漿菌；反之，在黴漿菌感染患者中，84%測出 HIV 陽性，而黴漿菌檢測為陰性的受試者中，只有 28%感染 HIV。由此統計資料看來，HIV 與黴漿菌的感染有相關性。不過，在寇瓦西克（Kovacic）等人的調查中，卻發現在周邊血液的單核球中，不論有無感染 HIV，其對 *M. fermentans* 的感染並無差異性；且到目前為止，也並沒有發現黴漿菌與 HIV 同時感染同一個細胞的病例。

有實驗證據支持愛滋病與黴漿菌的相關性嗎？

1980 年代後期，法國科學家蒙塔尼耶（Montagnier）為了治療 AIDS，開始利用一些抗病毒的化學物質（antiviral drug）做實驗，觀察其是否能控制已受 HIV 感染的細胞。結果驚訝的發現，能有效控制受感染細胞產生病變的藥物，竟然是一種極為普通的抗生素——四環黴素（tetracycline）。進而，又在受 HIV 感染的細胞培養中，分離出一種與黴漿菌非常相似的微生物，且這種微生物對四環黴素非常敏感，因而認為它可能是一個促進 HIV 感染細胞，產生病變死亡

的輔助因子。不久，此種微生物被證實就是黴漿菌，且至少有四種黴漿菌——*M. fermentans*、*M. penetrans*、*M. pirum*、*M. arginini*——被發現具此能力。後來，在許多 AIDS 研究上使用的細胞株和 HIV 病毒株中，亦發現有黴漿菌共同生長的現象。

不久後，又發現另一個特殊現象：在與黴漿菌共同生存，並受 HIV 感染的培養細胞中，產生了神經毒素；而若是單獨感染 HIV 的細胞，就不會產生神經毒素。而 HIV 是不會感染神經細胞的；反觀 AIDS 患者卻常有神經系統的病變。由以上數個實驗的結果可以歸納出，黴漿菌的確與 AIDS 的發病有著密不可分的關係，而且黴漿菌很可能就是一個促進因子。

黴漿菌、愛滋病毒與宿主三者之間可能形成怎樣的相互關係

到目前為止，HIV 與黴漿菌的關係仍無定論。科學界認為，很可能是病患先感染了 HIV，導致免疫力降低，因而引起黴漿菌的伺機性感染；或是黴漿菌感染可能會加速 AIDS 病情的惡化。若此論點成立，黴漿菌將成為 AIDS 發病的輔助病原之一。此外，在少數個案中還發現黴漿菌（*M. fermantans*）本身亦有致病性，而引發的症狀與感染 HIV 的 AIDS 患者幾乎無法區分，在此情況下，黴漿菌本身即是 AIDS 的病原體。至於近幾年來，學界觀點偏向於黴漿菌為 AIDS 的

輔助致病原，主要是有以下實驗證據支持：

（一）寇羅奈特（Coronet）等人認為，黴漿菌和 HIV 大量繁殖可能干擾免疫系統，造成免疫反應混亂。此時有許多種微生物，特別是黴漿菌，可能會擔任超級抗原（superantigen）的角色，導致 B cell 快速活化，引發急性的 $CD4^+$、$CD8^+$ 的 T 淋巴球活化，進而造成被感染的淋巴球「細胞自刎」（apoptosis），最後破壞宿主的免疫系統。

（二）比賽特（Bisset）實驗中發現，HIV-1 的外殼蛋白 gp120 及 *Mycoplasma genitalium* 的表面蛋白 adhesin，和主要組織相容複合物 MHC II 與 CD4 的結合位置有相似的結構，有可能造成分子模仿的效果（molecular mimicry），使 HIV 和黴漿菌上的表面蛋白有能力與 CD4 分子結合，進而影響或阻斷 T helper cell 的功能，無法有效引發細胞免疫，而影響宿主整體的免疫功能。

（三）尼爾‧帕茲（Nir-Paz）等人則發現，黴漿菌會調控 HIV 的活性。因 HIV 為反轉錄病毒，這種病毒可以將自己的基因嵌入寄主細胞的染色體中，嵌入部分兩端都各有一段特殊的 DNA 序列，稱之為 LTR（long terminal repeat）。這段重複的 DNA 是很強的啟動子（promoter）或加強子（enhancer），可用以控制寄主細胞大量表現病毒自己 DNA 上所攜帶的基因。而黴漿菌，尤其是其細胞膜，可能

具有調節 LTR 的能力。在細胞培養的實驗中，HIV 的 LTR 活性可藉著報導基因的表現測得。當將黴漿菌感染經由 LTR 轉殖的細胞株後，發現報導基因的活性有明顯增加。因此，可推測黴漿菌會影響 HIV 活性，因而加重或加速 HIV 對寄主細胞的侵犯。

（四）因黴漿菌的呼吸電子傳遞鏈中缺乏細胞色素（cytochromes），故會有自由基及過氧化物累積，對寄主細胞造成一定的傷害，而寄主細胞的細胞膜也可能因此受傷。這些被黴漿菌所傷的細胞，較易受 HIV 的感染，或是將已感染細胞活化，而釋放出成熟的 HIV 顆粒。此外，也可能是這些自由基所造成的氧化壓力，誘導已感染的淋巴球內 HIV 基因的表現，加速寄主細胞的傷害。

一般而言，黴漿菌感染寄主雖會造成肺炎等症狀，但本身並不會侵入寄主細胞，而是黏附在細胞表層或是組織細胞表面的黏膜上作用。但由一些實驗中發現，這些與 AIDS 有關的黴漿菌（如 *M. fermentans* 及 *M. pirum*）並不只在細胞表面發現，還有進入細胞內部的情形。若這些黴漿菌是靠著寄主細胞的內噬作用（endocytosis）進入寄主細胞，主要會集中在寄主細胞的膜狀小泡（membrane-bound vacuole）內；但也有直接分布在寄主細胞的細胞質中。不過目前仍不確定這些寄主細胞內部的黴漿菌是單一個侵入寄主細胞的菌體在寄主細胞中複製繁殖造成的，還是許多菌體共同感染同一個寄主細

胞造成的。而其入侵細胞後為何會引發相當大差異的病症，及其致病機制有何不同，仍是目前尚待探索的問題。

討論及展望

HIV 感染會引發一種慢性免疫功能缺乏的疾病，宿主的免疫力會逐漸降低。此時若又有其他因素加入，很可能會加速發病的過程；而黴漿菌可能就是屬於這種助長 HIV 的輔助病因。它的介入，會加快宿主免疫力消逝的時間。至於 HIV 與黴漿菌同時感染宿主細胞，對破壞宿主免疫功能可能有不同的作用點，但兩者之間是相輔相成的。再加上黴漿菌本身可引發免疫缺乏症，症狀與 HIV 的感染相當類似，使得黴漿菌與 HIV 之間的關係更加密切。但它們之間到底有哪些交互作用呢？目前仍然沒有明確的答案。

不過雖然沒有定論，這卻仍然是一個相當重要的問題。AIDS 號稱「二十世紀的黑死病」，對這個人人害怕的黑死病，我們應該制定對策應付，尤其是關於它的防範與治療策略。而前一陣子熱門的 AIDS 雞尾酒療法，現已不足以對抗它了，顯示化學藥劑無法有效對付 HIV 的感染。怎樣的方法才是預防及治療的根本大法呢？這對現今的人類而言非常重要。如果預防及治療黴漿菌的感染，能有效控制 AIDS 的發病過程，則其將是很值得開發的 AIDS 另類療法。而黴

漿菌感染在免疫抑制藥物日漸泛用的今日，病例也逐漸增多，其致病機轉的研究亦是學界值得投入的方向。

（2002 年 5 月號）

參考資料

1. S-C. Lo,"Mycoplasma and AIDS", p. 525-545.
2. A.Blanchard and L.Montagnier, "AIDS-associated mycoplasmas", Annu. Rev. Microbiol. 1994, 48, p. 687-712.
3. L. Montagnier and A.Blanchard, "Mycoplasmas as cofactors in infection due to the human immunodeficiency virus", C.I.D.1993, 17 (Suppl 1), S309-15.
4. S. Horowitz et.al., "Antibodies to mycoplasmas fermentans in HIV-positive heterosexual patient:seroprevalence and association with AIDS", J.Infect.,1998, 36(1), p. 79-84.
5. R. Kovacic et. al.,"Search for the presence of six Mycoplasma species in peripheral blood mononuclear cells of subjects seropositive and seronegative for human immunodeficiency virus", J. Clin. Microbiol.,1996, 34(7), p. 1808-1810.
6. S. Coronet, "Mycoplasmas and AIDS", Rev Argent Microbiol,1997, 29(3), p.1 57-166.
7. L. Bisset, "Molecular mimicry in the pathogenesis of AIDS:the HIV/MHC/mycoplasma triangle", Med. Hypoth.1994, 43(6), p. 388-396.
8. R. Nir-Paz, et. al.,"Mycoplasmas regulate HIV-LTR-dependent gene expression", FEMS Microbiol. Lett.1995,128(1), p. 63-68.
9. J. Pollack, et. at.,"The metabolism of AIDS-associated mycoplasmas", C.I.D.1993,17 (suppl 1), p. S267-271.
10. A. Blanchard,"Mycoplasmas and HIV infection, a possible interaction through immune activation", Wien Klin Wochenschr, 1997, 109(14-15), p. 590-593.

不是冤家不聚頭

◎──江建勳

愛滋病研究專家羅伯‧蓋勒（Robert Gallo）及路克‧蒙塔尼耶（Luc Montagnier）兩人間的恩怨糾纏將近二十年，戰爭打得既冗長又辛酸，他們是為了誰是發現愛滋病毒及其後發展血液檢驗方法第一人的榮銜而戰，卻出其不意地於今年（2002）二月宣布兩人準備合作研發愛滋病疫苗來拯救非洲及其他貧困地區的愛滋病患者，「有一大群人都說：『你們兩人為何不合作？為何不一起研究來幫助解決難題？』」美國馬里蘭大學人類病毒學研究所（Institute of Human Virology at the University of Maryland）的主任蓋勒如此提及，「這將會制止謠言的傳播。」蒙塔尼耶最近由法國巴斯德研究院退休，如今是世界愛滋病研究及預防基金會（World Foundation for AIDS Research and Prevention）的執行長，這是他 UNESCO 贊助下協助成立的組織，他倒提出另一個理由談合作：「如果我倆能將力量結合，這要比募集經費光榮得多，而且我們也小有名氣可以協助達

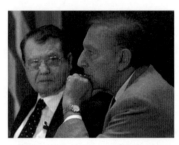
美國蓋勒教授〈前〉與法國蒙塔尼耶
博士

成此事。」

　　幾年前蒙塔尼耶曾經與蓋勒接觸洽談有關合作的事，蓋勒表示他逐漸感到有些興趣，因為蒙塔尼耶的基金會已經開始在 Cote d'Ivoire 及 Cameroon 兩地成立試驗場所，而合作則能加速蓋勒疫苗的測試，兩人還計畫將疫苗的研究工作合併進行，蓋勒的研究小組集中注意力將愛滋病毒的基因接種到沙門氏桿菌上，同時研究某種愛滋病毒的表面蛋白質，研究人員相信這種蛋白質可以刺激產生強大的抗愛滋病毒抗體，蒙塔尼耶著重於由愛滋病毒蛋白質 gag、tat 及 nef 來製造疫苗，蓋勒說明大部分的合作工作將在義大利羅馬大學維多里歐‧寇里茲（Vittorio Colizzi）的實驗室進行，寇里茲已經與蓋勒實驗室的研究人員一起工作，同時也另有一個計畫與蒙塔尼耶的基金會合作。

　　2002 年時，蓋勒六十五歲，而蒙塔尼耶六十九歲，在他們有名的不和與爭吵前兩人的確合作過，回顧 1983 年時，愛滋病的起因仍然是個謎，蒙塔尼耶經由蓋勒的協助在科學期刊發表一篇文章，暗示病毒是愛滋病病原，當時蓋勒實驗室也在同一期刊（4 May 1984, pp. 497-508）發表了四篇前後相關的論文，提出證據試圖說明愛滋病

毒與愛滋病有關連，蒙塔尼耶與其研究小組感覺非常不爽，懷疑並指控蓋勒不恰當地襲取發現愛滋病毒的學術桂冠，當分析結果證明蓋勒實驗室是依靠蒙塔尼耶提供的愛滋病毒檢體發展出血液檢驗方法時，於是問題就變得像是：蓋勒的實驗室是否故意利用法國病毒而未提及法國研究小組的貢獻？或這只是意外的實驗室污染而已？美國一次調查澄清了蓋勒並未犯有惡行，而蒙塔尼耶本人則表示他不相信會發生偷竊的事，「這件事已經定案了。」他如此宣稱。

對蓋勒而言，準備與他長期的對手共事來自一個巧合的時機，2002年2月芝加哥論壇報記者約翰‧克魯森（John Crewdson）出版一本具高度批判性的書，談到蓋勒在發現愛滋病毒的事件中所扮演的角色，書名為《科學小說：一件神祕的科學事件，大量掩飾，及羅伯‧蓋勒見不得人的繼承財》（*Science Fictions: A Scientific Mystery, a Massive Cover-Up, and the Dark Legacy of Robert Gallo*），蓋勒表示此時機並非有意計算得之，他駁斥這次重逢純粹是作公關的疑慮，「其他人可以隨便講，」他說：「但是事情本質只是合作而已。」

蒙塔尼耶也澄清外界認為他們兩人故意要讓諾貝爾審查委員會獲得深刻印象的猜疑，因為委員會極端忌諱研究人員捲入紛爭，「如果獲頒諾貝爾獎，這未免也來得太遲了些。」蒙塔尼耶評論說：「我寧願這個獎早點頒，而我認為這將讓我們有更大的影響力

在非洲做點成績出來。」

　　有幾位同時認識蓋勒與蒙塔尼耶的研究人員對他們合作的事感到十分困窘，因為這兩位科學家不但在風格上相互衝突，連在實質上也不搭配，例如，蒙塔尼耶主張愛滋病毒要靠其他因子合力方能引發疾病，而這個想法是蓋勒所堅決排斥的，目前還沒有人對他們的合作方案提出評論，蓋勒及蒙塔尼耶都否認他們之間的關係可能會轉變成為另一場騷亂，「我們都是明智者，而且更為成熟。」蒙塔尼耶似乎意有所指。

（2002 年 10 月號）

參考資料

1. Cohen, J. (2002) Longtime rivalry ends in collaboration. Science, 295:1441-1442.

追蹤愛滋病毒

◎──江建勳

美國約翰霍普金斯大學布倫柏格衛生及公共健康學院（Bloomberg School of Hygiene and Public Health）的研究人員檢查十二位愛滋病毒陽性反應的病人，藉正子造影儀（PET）來掃描他們全身各處（包括頸部、腋窩及腹部）的淋巴組織，因研究人員懷疑愛滋病毒是否存在於這些組織中。淋巴系統與免疫相關，並與血管互相連通，可讓免疫細胞及淋巴液通過並周遊全身，許多人懷疑即使未在血液中發現病毒，也有可能躲在淋巴細胞裡，準備當藥物治療失效時重出江湖。當研究人員將核醫藥物注射進入病人體內後，愛滋病毒就會被 PET 掃描儀偵測到，而顯現出其活躍與不活躍的部位。

研究人員發現，依據愛滋病毒感染時間的長短，病人會有不同部位的組織被活化，與短期內診斷出被愛滋病毒感染的病人相比，長期感染病人之受影響部位有巨大不同。在最近被感染的病人體內，活躍部位主要侷限於頸部及頭部的淋巴結，而被長期感染病人

則在「周邊淋巴結」顯現淋巴活性的徵候，遠離頭部及頸部，至於被愛滋病毒感染時間最長的病人（包括一位體內攜帶愛滋病毒已十年的病人）全身淋巴系統皆具活性，包括腹部組織。研究人員表示，未進一步發作愛滋病的病人（即使長期感染）只具有少數「持續活化」的淋巴結，大部分可以藉手術切除，因此相信以外科手術或經由放射性療法針對並摧毀這些淋巴結，可抑制疾病的擴展。研究人員並認為藉「切除性活體組織檢查法」（excisional biopsy），可以研究及切除持續感染的病灶。這種方法絕對值得研發，讓醫生可以盡量減少強力抗愛滋病毒藥物的使用，以降低病毒對藥物形成危險的抗藥性。

（取材自：HIV 'scan' spots virus in hiding. BBC Health News, 20030918.）

（2004 年 5 月號）

猿猴反轉錄病毒

◎—許家偉

除了愛滋病毒，另一種猿猴反轉錄病毒正悄悄開始威脅人類……

目前一般認為，引發愛滋病（AIDS）的人類免疫缺乏病毒（Human immunodeficiency virus, HIV）之所以會在人類出現，是源自於猿猴反轉錄病毒（simian retrovirus, SRV），稱為「猿猴免疫缺乏病毒」（simian immunodeficiency virus, SIV），本來它的寄主是非洲的野生靈長類動物，但 SIV 不會對牠們造成任何疾病。

一般相信，SIV 是在獵人獵殺或屠宰受感染的野生靈長類動物時，經由血液或體液傳到人類身上，再經由人與人的傳播，演變成為今日的 HIV，並造成 AIDS 全球性的流行。而今年 3 月，研究人員發表報告指出，另一種猿猴反轉錄病毒，稱為「猿猴泡沫病毒」（simian foamy virus, SFV）已經開始在非洲傳染給人類，一場與前述 SIV 演變成 HIV 的模式正在悄悄的展開。

研究人員在非洲喀麥隆（Cameroon）的九個村莊裡，調查曾因捕獵或屠宰野生靈長類動物而接觸過其血液或體液的村民，當中有1%的人經過驗血結果證實已被 SFV 感染，而受 SFV 感染的人到目前為止都沒有出現任何臨床病徵或死亡率，雖然 SFV 曾有感染動物園員工及研究人員的紀錄，但對一般村民的調查卻是頭一次。

　　研究人員表示，一定要密切注意 SFV 是否能夠人傳染人，他們擔心 SFV 在沒有受到監測的狀況之下，有可能會從非洲傳播到其他地區，甚至在不知情的情況下，藉由捐血行為蔓延到血庫中的血液，完全地重蹈由 SIV 演變成為 HIV（愛滋病毒）的覆轍！

（取材自：Lancet 363: 932-937, 2004.3.20）

（2004 年 7 月號）

為何愛滋病在非洲那麼嚴重？

——同時存在多名性伴侶的危機

◎—許家偉

在非洲，愛滋病的罹患率是美國的幾十倍，但兩地人民的性行為頻率都很接近，傳染病專家們不得不另尋合理的理論，來解釋愛滋病在非洲的傳染。

表面看來，波札那共和國（Botswana）是非洲的天堂。這個位在非洲南部的國家，藉著豐沛的鑽石資源，經濟快速成長，政府提供全國免費教育，也少有貪污舞弊的行政疏失，全國犯罪率很低，更沒有戰亂，一點都不像流行病學家所描述的愛滋病溫床；不過，波札那卻是全球愛滋病罹患率最高的國家。

匪夷所思的罹患率

愛滋病在波札那傳播的速度快得驚人，二十年前舉國上下沒有

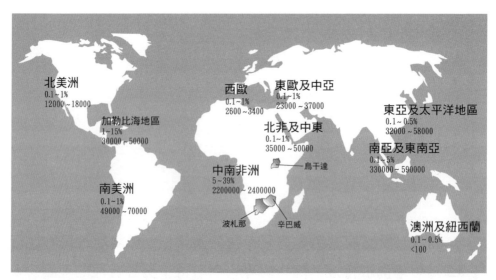

北美洲
0.1~1%
12000~18000

加勒比海地區
1~15%
30000~50000

南美洲
0.1~1%
49000~70000

西歐
0.1~1%
2600~3400

東歐及中亞
0.1~1%
23000~37000

北非及中東
0.1~1%
35000~50000

中南非洲
5~39%
2200000~2400000

烏干達

波札那   辛巴威

東亞及太平洋地區
0.1~0.5%
32000~58000

南亞及東南亞
0.1~5%
330000~590000

澳洲及紐西蘭
0.1~0.5%
<100

全球各地愛滋病流行狀況。百分比是當地成年人的感染率，數字是 2003 年因愛滋病死亡的人數。（根據聯合國出版的最新一期《UNAIDS 全球報告》（第四版，2004 年 6 月），以及美國 CDC 及 WHO 的網頁資料目前只到 2003 年。）

任何 HIV 陽性病患；但到了 1992 年，估計有 20%的成年人得了愛滋病；1995 年，這個數字攀升至全國成年人口的 1/3；時至今日，全國有 40%的成年人是愛滋病患者。波札那的第二大城法蘭西斯鎮（Francistown），接近一半的懷孕婦女本身就是HIV陽性病患。這種情況在非洲南部的一些國家都差不多，HIV 感染率都介於 6~39%之間。

但與非洲以外的國家相比，愛滋病患人數的比例卻有很大的差別。全美國只有少於 1%的人口是愛滋病患者，俄羅斯及印度也徘徊於 1%左右，就算是特種行業及販毒猖獗的泰國，愛滋病患人口也剛好超過 2%而已。

一般相信 HIV 主要經由性行為及共用針頭（即體液或血液）傳播，所以透過教育、使用保險套等，都能遏止愛滋病的蔓延。因此，波札那政府在各類媒體（報紙、收音機、電視）大肆宣導，而且診所、酒店、商店內都有免費的保險套提供，波札那政府甚至是第一個對國人提供免費抗 HIV 藥物的非洲國家，但愛滋病情況未見好轉。同樣位在非洲南部的國家辛巴威（Zimbabwe），全國有 1/3 成年人是 HIV 陽性病患，該國的娼妓平均一年接客一百次，與其他國家的娼妓並無二致，但大多數辛巴威的 HIV 陽性病患卻都不是從事特種行業。以上情況不得不使愛滋病及流行病學的專家們，重新思考 HIV 在非洲的傳播方式。

關鍵在性行為模式

1990 年代初期，當時任職美國哥倫比亞大學公共衛生學系的 Martina Morris 教授，建立了一套數學模式，藉以找出 HIV 在非洲的感染狀況。1993 年她到達當時愛滋病患病率最高的國家烏干達

（Uganda），那時候烏干達全國人口有 18%是愛滋病患。她在當地演說後，一名當地醫生問他的數學模式能否處理同時擁有超過一位性伴侶的感染者，Morris 說不行，這名醫生就當場走人！

事後有當地醫護人員向 Morris 說，她的數學公式必須包括同時生活在一起的多名性伴侶，否則根本是不切實際。Morris 也體會到當地人戲稱他們這些研究人員是「直升機科學家」，因為這些白人學者只會降落當地，演說或收集一些數據後就走人，很少與當地的醫療人員溝通，更不用說能實地了解非洲人的生活情況。

於是，Morris 就留在烏干達進行實地調查。她放棄使用問卷，而是親自面對受訪者，因為她需要問一些比較隱私的問題，例如受訪者性行為的頻率、性伴侶的數目、維持關係有多長時間等等。受訪者也頗為合作，因為大部分過程就像在聊八卦一樣。Morris 之後在泰國及美國都進行過同樣的調查，比較之後，Morris 看出一些很特別的現象。

她發現無論是烏干達或美國，受訪者的性伴侶數目都一樣，有25%的人（無論男女）都說自己有超過十位性伴侶，但烏干達在1990 年代初、中期，已達到全國 18%的愛滋病患率，而美國卻一直從未超過 1%。至於泰國，更有高達 65%的受訪者說自己有十位或以上的性伴侶，但泰國的愛滋病患卻只約 2%。

Morris 終於找出問題的癥結。她發現烏干達人及泰國人最重要的分別，在於烏干達男子一直維持著同時兩位或更多的長久性伴侶，而泰國的男性只有一位長久性伴侶，即其妻子，其餘的所謂性伴侶則是娼妓（平均一年五次），而且少之又少會去找或遇上同一名妓女。因為烏干達的男人會在長時間中與同一批異性有性行為，若其中一人感染了 HIV 病毒，其他人就會在多次、重複的性行為之下受到感染。

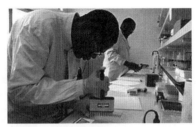

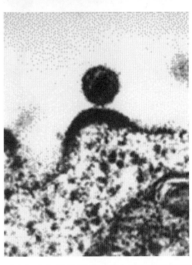

（上）奈洛比的研究員正在進行愛滋病研究。（下）引起愛滋病的 HIV 病毒顆粒，圖中的 HIV 病毒正附著在細胞的表面。

相較於美國，Morris 則發現不一樣的模式。雖然美國男性與烏干達男性一樣，都會有幾個長時間的固定親密愛人，但在美國的伴侶關係卻有先後次序（如分手、離婚後再展開新關係），而不像烏干達人同時並存多方關係，因此若美國的模式中有人感染 HIV，並不會立即傳播出去。之後，Morris 與荷蘭國家公衛研究院的 Mirjam Kretzschmar 合

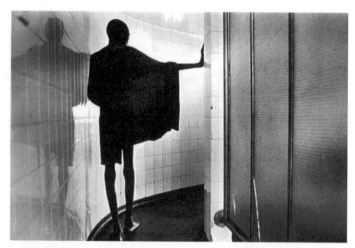

一位愛滋病患者走過辛巴威醫院的淋浴間，嶙峋的瘦骨清晰可見。在這座醫院中有 90%的病人為愛滋病患。

作，利用電腦模擬烏干達、泰國及美國的數據，最後模擬結果與 1990 年代早期實際觀察到的 HIV 在這些國家盛行的情況相仿。

保險套非解決之道

Morris 認為，非洲人這種普遍的異性關係就像一個大網路，導致愛滋病擴散得快而廣，男人有多名異性伴侶，而異性伴侶又有其他的性伴侶。在世界各國，預防愛滋病的宣導一直警告不要與娼妓有性接觸以及要使用保險套，但 Morris 提出，非洲這種與多人的長久

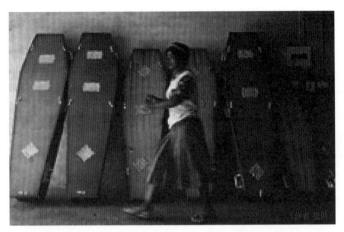

當地嚴重的愛滋病情導致非洲國家的高死亡率，圖中為位於非洲的一家棺材店。

性關係是更危險的！回到波札那，情況就是烏干達的翻版。波札那是人口遷移率很高的國家，在 1980 年代以前，波札那的男人經常要到南非大城約翰尼斯堡及其鄰近的礦場或市鎮工作；至 1980 年代，波札那經濟起飛，國內的都市快速成長，男、女在同時間不同地方都能維持長久的性伴侶；而性伴侶之間為表示忠誠，最終也都放棄使用保險套，就算使用，也因為使用不當或破損而有高達 10%的失敗率。

　　西方學者們認為，非洲地區的政府都依靠西方國家的援助，連很多看法都以西方國家馬首是瞻，一味用西方學者的觀點來看自己

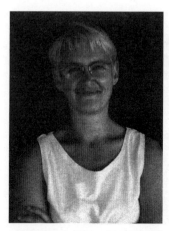

的問題。像波札那，與其花上十億美元的
經費推銷保險套，還不如告知民眾不要同
時存在多名性伴侶來得實際！

（2005 年 2 月號）

Martina Morris 教授，現任教於西雅
圖華盛頓大學

參考資料

1. Epstein, H. Why is AIDS worsein Africa? Discover. February, 2004, pp. 68-75.
2. The Scientist AIDS unrelenting: aworldwide sourage shows no signsof stopping. The Scientist. February 2, 2004, pp. 22.

愛滋病疫苗的新希望

◎──江建勳

愛滋病毒已經感染全世界四千萬人，最近科學家表示發現愛滋病毒如何突變以侵入免疫系統的關鍵，未來將可加速尋找新藥物及疫苗。

美國波士頓兒童醫院及哈佛大學醫學院的研究人員發現病毒會改變其形狀，並啟動許多變化使其侵入細胞；他們得到一種稱為gp120的蛋白質立體影像（在其改變形狀並結合至要感染的細胞表面CD4 受體前），此蛋白質屬於愛滋病毒外膜的一部分。研究小組主持人史蒂芬・哈里森（Stephen Harrison）表示，了解gp120改變形狀的過程，利用抑制形狀改變的化學物質，將是對抗愛滋病毒的新途徑。

其實科學家尋找gp120蛋白質結合至CD4受體前的構造已近二十年。疫苗被公認為是對抗愛滋病流行戰爭中的聖盃，但是想要製造疫苗的努力卻被愛滋病毒的突變能力所抵消，這項發現也能幫助科

學家理解為何研發及製造愛滋病毒疫苗如此困難。

科學家已清楚 gp120 蛋白質在結合至目標細胞後的構造，發現蛋白質分子在結合前會重新排列；如今科學家藉著比較蛋白質在與受體結合前後的構造，並嘗試了解這兩者是否有不同的免疫性質，結果可作為疫苗或藥物製造方法的新策略。因猴子病毒與人類愛滋病毒相似，科學家也以 X 光射線穿透猴子病毒 gp120 的結晶型態，而找出未結合蛋白質的形狀。

某些病人被愛滋病毒感染很長一段時間後，會產生所謂「廣效中和」（broadly neutralizing）抗體，也稱為超級抗體，此種抗體似乎能對抗許多愛滋病毒株，如果能製造一種可誘發廣效中和抗體反應的疫苗，則將成為治療愛滋病的新希望。

美國加州史克瑞普研究院兩位免疫學家丹尼斯‧伯頓（Dennis Burton）及伊恩‧威爾森（Ian Wilson）已經找到目前所知效用最大的抗體 4E10，而且得出其與愛滋病毒表面另一種蛋白質 gp41 結合時的構造。他們希望藉此能設計出一種疫苗，可以刺激人體產生如 4E10 的抗體，此種方法稱為「反轉錄疫苗學」（retrovaccinology）。

（取材自：New HIV clue may help find vaccine. CNN Health News Online, 20050224.）

（2005 年 6 月號）

愛滋病毒的立體結構

◎─江建勳

在《構造》（*Structure*）期刊 2006 年 1 月的論文中，英國與德國研究小組的科學家在檢視了好幾百張愛滋病毒的影像後，利用電腦程式將影像結合。

科學家表示：愛滋病毒的大小及形狀都不相同，使得繪製病毒的工作變得十分困難。牛津大學人類遺傳學衛爾康信托中心（Wellcome Trust Centre for Human Genetics at Oxford University）的科學家針對型態多變的病毒，以不同傾斜角度來拍攝多重影像。他們與德國海德堡及慕尼黑的同事對七十個病毒拍攝了大約一百張照片，再尋找病毒間之相似處。不論病毒外形如何變化，小組科學家終於發現某些一致的特徵。

這些特徵包括：病毒核心（形狀呈錐型）的長軸與病毒的直徑相同，長軸兩端及於外膜，同時病毒外表有許多棘狀突起（屬於蛋白質），可與人類免疫細胞（T 細胞）上的受體結合，讓其入侵細

胞，並以自身的遺傳密碼篡奪細胞的遺傳密碼來占領細胞。雖然，大部分病毒是由內部構造決定其大小，但愛滋病毒卻是以膜來決定大小。科學家認為這點十分重要，因為這種結構可強制愛滋病毒聚集在一起。

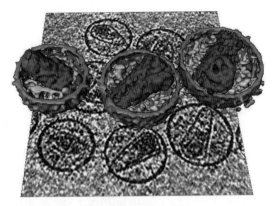

愛滋病毒結構，電子顯微鏡照片合成。

鑑定出病毒如何生長，可讓人們了解此重要病原的形成，以及如何調控其變異性，這個結果顯示可以研發出更有效的藥物治療方式。

但是，若想要從這個研究發展出新的愛滋病毒疫苗或治療方法，仍然有很長的路要走。科學家對於愛滋病毒了解越多，就更能夠研發有效的治療方法，或許有一天真能治癒此病。

（取材自：3D structure of HIV is revealed, BBC Health News Online, 20060124.）

（2006 年 5 月號）

愛滋病毒會導致癡呆？

◎—江建勳

科學家已經知道，被愛滋病毒感染的人當中，大約有 1/4 會產生癡呆症。在 2004 年《美國國家科學院院刊》（PNAS）上，有一篇進行了二十年的研究報告，對此現象提出解釋。美國湯馬仕傑弗遜大學（Thomas Jefferson University）的研究小組表示：愛滋病毒製造的蛋白質會引起大腦細胞的死亡。

人類愛滋病毒導致癡呆的原因為何？這個問題曾經讓科學家困擾不已。愛滋病毒不像腦膜炎和泡疹等疾病會感染大腦，它很少引起任何大腦發炎或白血球增加的情況，而是造成神經細胞的死亡，導致病人大腦逐漸損壞，產生癡呆症狀。

從前的理論認為，愛滋病毒會感染大腦兩種細胞：巨噬細胞（macrophages）與小神經膠質細胞（microglia cells）；接著，這兩種細胞製造細胞素及化學素，將神經細胞殺死。而目前研究小組測試這些引起神經細胞死亡的物質，是來自病毒本身還是受感染細胞。

他們檢視大腦細胞及血液 T 淋巴球，將病毒由某些細胞取出，其他細胞仍然留有病毒。結果發現，神經細胞內含有病毒及病毒蛋白質時，就會造成細胞死亡；而檢視 T 細胞時，發現只有病毒才會殺死神經細胞，因為如果去除 T 細胞內的病毒，則沒有任何其他物質殺死神經細胞。

研究人員又利用「微矩陣技術」（microarray technology）來進行進一步實驗，結果測知大腦內細胞素與化學素的量很低，不像是誘發大腦疾病的起因。在研究過神經細胞本身後，科學家發現導致細胞死亡有兩條明確的途徑，皆是由病毒所製造的蛋白質造成。愛滋病人在服用「高活性抗反轉錄病毒治療法」（HAART）的雞尾酒藥物後，會比未服藥的病人較不易發作癡呆症。

因此，將來醫生須加強早期診斷疾病，以找出病毒，並給予病人抗反轉錄病毒藥物治療，就可以預防發生癡呆症，長期來說，還可以節省醫療費用。

2005 年 11 月，美國加州洛杉磯大學的保羅‧湯姆森（Paul Thompson）博士與匹茲堡大學的科學家，則使用「磁共振影像掃瞄儀」（Magnetic Resonance Image, MRI）掃描二十六位愛滋病人的大腦，想找出愛滋病毒究竟讓大腦有何變化產生。

結果發現，愛滋病毒不但攻擊人體自然防禦系統，也傷害大

腦，高達 40%罹患愛滋病的人具有神經症狀；同時愛滋病人大腦的某些部位與對照組十四位健康人比較後，不論病人是否服用抗愛滋病毒藥物，發現罹患愛滋病的人大腦這些部位的厚度減少了10～15%！而這些部位包括原始的感覺、運動及前運動皮質。

經過一系列大腦功能測試後，顯示大腦掃描圖所顯現的大腦組織損失與愛滋病人的認知及運動缺失有關，而大腦組織損失與一般癡呆症（如阿茲海默氏症）見到的情況相反，似乎與病人的 CD4 的T細胞數目有關，這是愛滋病進展及病人免疫系統健康程度的標記。

科學家表示，如今全世界有四千萬人罹患愛滋病，大腦缺失的詳細生物標記就如同這種大腦皮質圖所呈現，因此醫生愈來愈需要這種標記，來協助評量神經保護藥物是否能有效治療病人的大腦；而當藥物改良後，罹患愛滋病的人服藥後就會活得更久。

該研究指出病毒如何攻擊大腦，也可能協助鑑定早期被愛滋病毒感染而未出現神經症狀的病人，此時給予神經保護製劑可獲得最大療效。

目前罹患愛滋病而活著的人中，五位至少有二位產生認知障礙，障礙範圍由輕微缺失至癡呆。雖然科學家已經警覺到這種情況，但是還未充分了解病毒所引起的大腦損傷模式；其他研究人員則表示這個研究規模太小，需要更多證據，來證明愛滋病毒如何影

響不同病人的大腦，特別是必須詳細研究這些神經保護藥物效果如何，以及這些神經保護藥物與現有愛滋病毒治療用藥是否會產生交互作用，以致於影響其安全性。

　　有些科學家則認為，如果在其他國家及其他研究中證實此研究所用的技術確實有用，那麼這種影像掃描方法可能可以成為極有價值的愛滋病人大腦功能代理標記（surrogate marker）。

　　由於服用 HAART 藥物的緣故，愛滋病人的存活人數增加，因此目前醫學界將注意力轉移至影響病人生命品質的長期議題上，如神經性疾病等。

（2006 年 6 月號）

愛滋藥物的新面貌

◎─江建勳

在醫界引入「高活性抗反轉錄病毒治療法」（highly active antiretroviral therapy, HAART，即俗稱的雞尾酒療法）十年後，治療愛滋病毒感染的情況得以持續改善，今日的藥物療法維持了較佳的病毒控制，副作用也比過去的治療要少得多。

然而，一份追蹤北美及歐洲愛滋病患的研究顯示：在一年的時間內，不論治療愛滋病毒的方法如何穩定改變，卻仍未顯示死亡率下降的趨勢，或愛滋病在病人之間得到良好控制的進展。此項研究發表於 2006 年 8 月 5 日英國著名醫學期刊《刺胳針》（*The Lancet*），研究對象超過二萬二千位首次開始治療愛滋病的病患。此發現並不表示 HAART 無法挽救病人性命，或者使感染愛滋病毒的人不發病，所有人皆同意今日的藥物療法極為有效。由於如此有效，實際上有另一個研究指出，十個病人中有九個持續治療能期望活過十年；專家表示：此情況似乎反映出愛滋病在歐洲及北美洲的面貌正在改

變。

研究人員發現，2003 年開始接受治療的愛滋病患，發病情形比在 1995 年治療的病人更為嚴重；而在近幾年見到的愛滋病例數目與結核病例的增加有關。與 1995 年首次接受 HAART 的病人比較，2003 年第一次接受 HAART 治療的病人中，女性似乎要多得多。而經由異性性接觸感染愛滋病毒的人數，要多於同性間的接觸，其特殊情況如下：

◆女性病人開始以 HAART 治療愛滋病的比例，由 1995～1996 年的 16%增至 2002～2003 年的 32%。

◆在相同期間，男人經由與同性性接觸而被感染的百分比，由 56%下降至 34%。

◆病人假設由異性性接觸而感染愛滋病的情況，從 1995～1996 年的 20%增至 2002～2003 年的 47%。

◆經由注射藥物（毒品）而被愛滋病感染的比例，由 1997 年的 20%下降至 2002～2003 年的 9%。

該研究認為，由於同性戀男人在接受 HAART 後獲得最良好的反應，由此療法所得到的益處最大；反觀經由異性性接觸而感染愛滋病的男性或女性，在接受 HAART 療法後的反應就差得多。

對於早已開始治療並持續為之的病人，HAART 將愛滋病毒感染

由確鑿的殺手，轉變成大部分可以處理的疾病，但是許多在美國的病人並未如此幸運，因為愛滋病似乎逐漸成為窮人與受到低度醫療照顧病患的疾病。美國愛莫瑞大學醫學及傳染病學教授，也是愛莫瑞愛滋病研究中心主任的卡羅斯·迪爾瑞歐（Carlos del Rio）醫生表示，在二十年前愛滋病是種中產階級人士的疾病（白人、男同性戀），但至今卻似乎是貧窮之病，使得今日的病人較不易

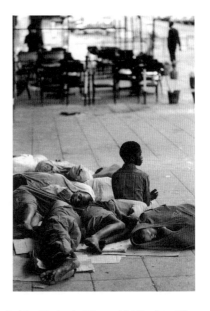

得到良好的醫療照顧。因此當醫生第一次見到病人時，其發病更為嚴重的情況並不讓人感到訝異。

　　由於許多病人不但感染到愛滋病毒，同時也產生精神健康不佳及物質（毒品）濫用的問題。對於這些病人，愛滋病毒只是在他們已經充滿問題的生命中多一個問題而已。病人可能與精神分裂症、藥物濫用或任何其他麻煩打交道，而許多人拒絕接受治療或即使治療也不持續進行。事實上，即使對愛滋病的治療已經獲得改善，但死亡率卻並未降低，因此低估了更須集中注意力防止愛滋病毒感染的需要。HAART 已經做出巨大貢獻，但是醫生並無法單獨以此種療

法來治療所有的病人。

（取材自：HIV drugs improve, but not death rate. WebMD Health News Online, 20060803.）

（2006 年 11 月號）

人類與愛滋的持續抗戰

◎—江建勳

愛滋病於 1981 年在美國出現，當年共有一百二十一位男同性戀病患因而死亡，到今年為止已有二十六年的歷史；目前全世界大約有四千萬人被愛滋病毒感染，然而科學家及醫生對此世紀黑死病仍然束手無策。不過，最近科學界對愛滋病毒的基礎研究及藥物研發都有一些進展，再度給予人類些微希望。

美國加州大學的研究小組發現：由於愛滋病毒躲藏在腸道內襯，因而被藥物攻擊後有些病毒卻仍能存活。即使血液檢驗的分析結果認為，「高活性抗反轉錄病毒治療法」（Highly Active Anti-Retroviral Therapy, HAART）能殺死血液內的病毒，病毒卻持續在腸道中複製，並抑制人類的免疫功能。

在此研究中，科學家追蹤十位以 HAART 治療的病人，結果顯示目前治療愛滋病毒的方法已十分成功，可以減少病人體內病毒量和增加免疫 T 細胞數目，並與周邊血液內的感染原作戰。但是，在腸

道黏膜內卻就不是如此有效，科學家各於治療前與後三年收集病人的血液及腸道檢體檢驗，其中有三位病人在非常早期就加以治療（第一次被愛滋病毒感染後四至六個星期內），其他病人則在接受治療前已經被感染至少一年之久。

研究結果發現，三位早期接受治療的病人，治療前具較少腸道發炎的症狀，其腸道黏膜免疫系統功能復原的情況也比其他病人好上許多；對於那些長期感染的病人，醫生在恢復他們的腸道黏膜免疫系統的時間上耽擱太久，使得這些病人的腸道成為病毒的藏身處，因而無法去除病人體內所有的病毒。

科學家表示，研究結果建議使用抗發炎藥物，可能改善 HAART 的療效，而那些與腸道免疫系統修復及再生相關的基因，就成為極佳的藥物標的。其他科學家也同意，該研究提供了一個了解人體內愛滋病毒躲避藥物攻擊的方式，同時抗發炎藥物或許也是一種有效的治療方法。

美國麻州總醫院的科學家對白血球的詳細研究，顯示愛滋病毒是如何殘酷無情地破壞免疫細胞，因而摧毀了人體對抗自體免疫疾病的保護機制：當愛滋病毒聚積於血液中，對付病毒的特殊免疫細胞 CD8 就開始過量製造一種稱為 PD-1（Programmed Death-1）的受體分子。由於該分子分布於免疫細胞表面，減少了能殺死病毒之化學

物質（如細胞素）的分泌而使細胞弱化。原先作為免疫系統的標兵，如今卻堆滿 PD-1 而變得逐漸衰竭，所以當病人體內愛滋病毒量升高時，免疫細胞反而自我解除武裝。

　　科學家對於PD-1 的生物功能尚未充分了解，有人認為PD-1 或許可預防人體的自體免疫反應，使白血球不會攻擊自身的細胞。科學家檢視南非七十一位愛滋病毒陽性的病人，的確發現病人體內病毒數量愈高，CD8 細胞表面的 PD-1 分子就愈多。當科學家給予病人抗反轉錄病毒藥物，大量抑制在血液中的病毒數量後，PD-1 的量也隨之降低，顯示兩種情況係同步進行；在加拿大的另一個研究團隊也獲得相同結果，而病人是美國病患。但在實驗室內則不同，即使給予抗反轉錄病毒藥物後，CD8 細胞卻持續弱化，雖然藥物已經讓PD-1 的表現量減少，其實藥物並未矯正其錯誤功能，細胞仍然不斷地衰竭，最後導致死亡。

　　最後，兩個研究團隊同時利用抗生素抑制 PD-1 受體分子，來協助細胞恢復生機。當培養的免疫細胞暴露於愛滋病毒後，卻都能恢復正常活性，有些細胞能針對包括愛滋病毒的多種病毒，製造出化學物質如「干擾素迦瑪」（interferon gamma）。而在動物實驗中，小鼠服用類似的抗生素後，也出現抑制生成 PD-1 的情況。這項發現有助於發展出補救愛滋病患者之「阿契里斯腳踝」（Achilles heel，

比喻弱點、致命傷）的方法，同時可治療愛滋病毒的感染。

　　美國奧克拉荷馬大學以及潘納寇斯製藥公司（Panacos Pharmac-euticals）的科學家們，在《病毒學期刊》（*Journal of Virology*）中報告，他們發現一種新等級的抗愛滋病毒藥物 PA-457。PA-457 為樺樹脂酸（betulinic acid）的衍生物，屬於造紙工業的廉價副產品，也稱為成熟抑制劑（maturation inhibitor），其功能為干擾愛滋病毒「內膜蛋白質」（capsid protein）的製造。內膜蛋白質是種圓錐形的「遮蔽物」（shield），能保護愛滋病毒內部的遺傳物質。科學家指出：在內膜蛋白質發育的關鍵階段，PA-457 會結合至蛋白質上，形成一個有漏洞的球體構造，使病毒的遺傳物質暴露出來。沒有了完整的內膜蛋白質保護，愛滋病毒就呈現缺陷且無法再感染其他細胞。從前科學家在實驗室中，以愛滋病毒感染人類細胞，結果顯示 PA-457 能有效耐受其他抗愛滋病毒藥物的病毒品系；2005 年一個小型的藥物人體試驗報告也顯示，PA-457 能迅速清除血液中的愛滋病毒。

　　美目前接受治療的愛滋病患者中，大約有 80%的比例，會對一種或多種藥物產生抗藥性。許多藥物可有效抑制反轉錄酶（一種使愛滋病毒在細胞中複製的酵素），而其他藥物使蛋白失效（此酵素協助病毒聚集成許多顆粒，以感染其他細胞）。2005 年 8 月，科學家開始進一步研究測試 PA-457 與其他藥物結合使用的效果，結果發

現結合治療法最為有效，因為病人可能對其他愛滋病治療法表現高度抗藥性。不過即使結合治療法有效，仍必須進行更大規模的研究，在更多人身上測試新藥的效用，並檢視以何種藥物結合方式，可達到最佳的治療效果。不過科學家也提醒大家，至少要等到 2009 年，此新藥物才有上市的可能。

（2007 年 4 月號）

二十五年內的大禍害

◎─江建勳

愛滋病確定會成為世界第一大問題疾病。

依據 2006 年 11 月 28 日發出的預測指出：愛滋病將於西元 2030 年時前變成全世界最令人難以負擔的疾病，其預期的病例上升，將取代今日不良產前健康（例如初生體重過低）的頭號難題，責怪許多國家在世界大流行第一次出現時未能施行適當預防方法。於 1996 年所作，心臟病在 2020 年時將成為第一大世界健康問題，在表列上愛滋病毒只列於第十位，結果是對於相同族群上一次預言的尖銳對比。

世界生組織瑞士日內瓦研究人員科林‧馬瑟（Colin Mathers）說：「愛滋病例不會下降，除非我們投資更多在預防努力上。」他做出預測，即使如果愛滋病毒感染比率維持恆定，開發中世界人口增長將驅使其至排列的頂端，而在同一時間其他傳染病的比率將獲得改善。

依據世界疾病負擔（the Global Burden of Disease）計畫之一部分發表報告於 PLoS Medicine 期刊，到 2030 年時愛滋病可造成死亡或無能，幾乎每八年就有一個生命損失，而其他傳染病因為控制方法改良而死亡已經降低，瘧疾、腹瀉及結核病所有都下降列於前十名之外，壞消息為顯示與抽煙有關之疾病、癌症及道路傷害卻相對成長。

有希望之想法

經由檢視過去超過五十年社會及經濟趨勢的數字統計並擴及未來，為允許比較起見，依據對不同疾病整體負擔之衝擊來計算，經由死亡及經由有害生活品質的影響，因此愛滋病未被預測視為世界在 2030 年最大殺手，而卻是心臟病？這似乎是最難以負擔，報告顯示就整體而言，全世界的愛滋病例預計由 2002 年的二千八百萬例上升至 2030 年的六千五百萬例。1996 年的報告不希望許多國家將愛滋病毒擴散，並且未將非洲撒哈拉沙漠以南爆發之感染因子排除，馬瑟（Mathers）表示：「在 1996 年我們對世界將採取預防方法太過樂觀，但是在過去十年，除少數了幾個國家之外，並未努力進行強調預防工作。」

吸煙者增加

在 2030 年時預測大約有七千三百萬人死亡，而其中約 69%是由非傳染病引起，如癌症，比較起來今日約為 60%。許多這些趨勢如今不可避免，馬瑟如此提醒，老化族群及數目一直成長的抽煙者，都顯示已經將種子播下即癌症病例預期上揚，而不僅僅只是猜測。

但是某些趨勢可能仍然可以被避開，數字假設目前疾病處理之趨勢將繼續至未來，但是報告也包括樂觀情節，如更廣大地供應抗愛滋病毒藥物，如此可能讓那些已經被感染者獲得治療，如果政府確實負擔起抗愛滋病毒的努力，就可能開始減少愛滋病例數目。臨床憂鬱症預期會上升，這將是其他疾病下降的結果，而成為更可預防之疾病，馬瑟認為在高收入國家，預期可解釋在 2030 年時幾乎 10%所有之疾病，而對於道路傷害而言，交通意外則代替心臟病成為頭三個死亡之原因。

（本文取材自 "Hopkin, M., HIV to be top health problem within 25 years. Nature Health news Online, 20061128."）

（2007 年 5 月號）

介白素與愛滋病毒

◎—江建勳

人體會利用介白素（interleukin）分子作為一種長距離的訊息分子，在身體受傷的部位引發免疫反應，介白素 7（interleukin-7, IL-7）就是其中一員。科學家認為 IL-7 十分特別，是 T 細胞維持健康的關鍵因子，T 細胞是免疫系統的殺手細胞及管制性細胞，其中一種主要的次類 T 細胞稱為 CD4 陽性 T 細胞（CD4-positive T-cell），就是愛滋病毒的主要侵犯目標。由於愛滋病毒入侵後會殺死這些細胞，慢慢摧毀病患的免疫系統，使得愛滋病患者無法避免致命性感染。相反地，IL-7 會協助 T 細胞存活，當病人受到任何打擊或傷害後，T 細胞淋巴球的數目降低，此時 IL-7 轉而嘗試讓情況再度恢復平衡。

美國科學家正進行臨床試驗，希望藉由促進愛滋病毒陽性病人體內 IL-7 的含量，以改善他們免疫系統的健康。科學家表示，研發某些方法來保護細胞，使其不死於愛滋病是絕對必要的，因此如何讓細胞在被愛滋病毒攻擊時，可免於死亡，是這項研究的主要目

的。科學家強調：愛滋病毒感染後的前幾個星期，在還沒開始治療之前，愛滋病毒就已經對病人的免疫系統造成長期性的傷害。

其實，很久以前科學家就在研究 IL-7 分子，作為可能的治療方法，事實上，已經有一個使用 IL-7 對於愛滋病毒陽性病人作為附屬治療法的臨床試驗，而美國國家過敏及傳染病研究所科學家是由不同角度進行實驗，只嘗試找出 IL-7 如何保護 T 細胞不受到傷害。

在實驗室中，研究人員對二十四位在不同階段受到愛滋病毒感染的病人採取血液檢體，然後加入額外劑量的IL-7到血液裡，觀察T細胞的存活情況，結果發現，IL-7 可抑制受愛滋病毒感染的病人體內 CD4 的「細胞自刎或稱程式性細胞死亡」（apoptosis; programmed cell death，對幾乎所有細胞來說是一種自然現象，而愛滋病毒殺死 T 細胞的方法之一，就是讓這些細胞太早分裂而進入細胞自刎）。

新研究發現，IL-7 對另一種 T 細胞稱為「CD8 陽性 T 細胞」（CD8-positive T-cell）也會延緩其與愛滋病毒有關的細胞自刎。這個研究也因為揭示了另一項驚奇的結果而深受歡迎：科學家將 IL-7 加入未受感染的正常人類細胞，以上延緩作用幾乎趨近於零。的確沒錯，因為體內必須進行正常的細胞自刎，以維持一般生理功能。

事實上，IL-7 治療法對於那些攜帶最少CD4 T細胞數量的病人最具保護效果，而這正是醫生最願意協助治療的一群人。但是科學家

表示，IL-7 治療法對愛滋病患雖然有效，卻仍然無法取代「高活性抗反轉錄病毒治療法」（highly active antiretroviral therapy, HAART），IL-7 療法在減緩長期免疫系統損傷（發生在感染的頭幾天內）方面可能特別有用；損傷像是個「瘡疤」（scar），長期下來會影響免疫反應，即使愛滋病毒數量受到抑制，免疫功能仍會降低。

實際上，科學家計畫中的另一項猴子實驗也即將進行，他們準備在愛滋病毒大量進入身體前盡早給予動物 IL-7，來檢視是否能防止免疫系統瘡疤形成，說不定還可同時盡速給予 HAART 抑制病毒，在短時間內防止病毒造成長期損傷。

科學家強調，病人對 IL-7 治療法不可抱持太大希望，雖然此治療法被認為相當安全，但在治療過程中也可能產生未能預期的副作用。因為免疫系統是如此複雜且功能彼此關連，可能在一方面產生良好作用，另一方面卻引發不良反應。因此科學家必須觀察發生的任何情況，所有作用都如此精細平衡，任何組成

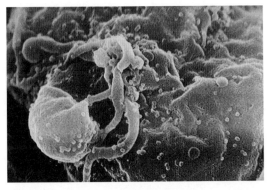

科學家發現，藉由 IL-7 減緩 T 細胞的死亡，似乎可保護愛滋病患的免疫功能。圖為正從 T 細胞出芽小顆粒的愛滋病毒。（圖片來源／維基百科）

的改變都可能影響整體系統的運作。

（取材自：Natural Immune-system molecule helps shield against HIV. YAHOO Health News Online, 20070206.）

（2007 年 7 月號）

當愛滋病毒遇上電腦

◎—江建勳

美國波士頓「伴侶愛滋病研究中心」（Partners AIDS Research Center）的札布瑞納・布魯姆（Zabrina Brumme）與其同事，利用一台超級電腦以及一種聰明的演算法相助，如今能夠精確定出特殊的病毒突變，是如何讓愛滋病毒躲過人體的防禦系統，進入細胞內大肆破壞。科學家相信，新的研究詳細描述出愛滋病毒所進行的「祕密活動」，這個結果也可幫助其他研究人員，發展出有效的愛滋病疫苗。

由於人類免疫系統無法輕易地監測人體細胞內發生了什麼事，主要是依賴一種稱為「人類白血球抗原」（human leukocyte antigen, HLA）的蛋白質，來協助追蹤各種活動；HLA 可挑出細胞內的蛋白質碎片，並傳送到細胞表面，以協助偵測的工作，由此免疫系統可判定細胞內是否發生異常情況。例如，有一種 HLA，可能會將愛滋病毒的碎片拾起，並將碎片運送至細胞表面後，促使免疫系統摧毀

這個細胞。然而，有個問題是：愛滋病毒可在人體內迅速產生突變，使得病毒逃過某些種類 HLA 的偵測。使情況更加複雜的是，人體中存在著超過五百種不同的 HLA，每個人都各從父母親那遺傳了一種分子，因此要曉得每個人的免疫系統如何偵測、並摧毀某些突變的愛滋病毒，就變成了一種十分複雜的工作。

科學家決定使用數學，來對這個複雜的問題進行探討，於是在加拿大進行一項新的研究，參與研究的是七百位被愛滋病毒感染的人，並抽取他們的血液檢體。在一般情況下，自願試驗者已經被感染至少五年，但是只顯現微弱的免疫反應症狀，因此當他們捐獻血液檢體時，還沒有人開始服用抗反轉錄病毒藥物。

研究人員發現，病毒所發生的任何突變，僅代表愛滋病毒嘗試侵犯人體免疫系統，而不是為了發展出對藥物的抗藥性。布魯姆研究小組分析血液檢體中的病毒碎片，並確定每一個病人體內愛滋病毒的基因序列，同時也鑑定病人帶有的 HLA 種

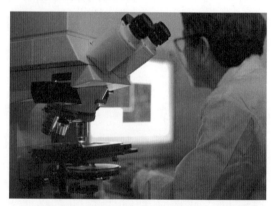

利用多臺連接的電腦來分析實驗，除了大大減少運算時間，也發現了愛滋病毒株的基因序列與 HLA 種類的關聯，病毒毒性與致病力之間的關係，是不可或缺的新利器。（富爾特授權）

類。接著，他們將二百五十臺電腦連接起來，再執行一個複雜的統計分析程式，以了解為什麼帶有某些種類的 HLA 病人，會更容易受到愛滋病毒特殊變異株的感染。科學家表示，如果只使用一臺標準桌上型電腦操作，則至少要花一整年的時間來進行相同的計算；更重要的是，這種多功能的統計分析方法，使研究人員得以除了 HLA 之外，還可進一步控制其他可能影響某些愛滋病毒株的流行因子。

實驗結果還發現，愛滋病毒序列的特殊變化，與某些 HLA 種類間產生了數字上的關連，例如：攜帶 HLA B57 型的人，傾向被病毒序列第 245 個位置突變的愛滋病毒株（從麩胺酸突變成纈胺酸）感染。布魯姆表示，研究結果所得到的資訊，可以協助科學家製造對抗愛滋病毒的疫苗。但研究人員面對的主要挑戰之一是，愛滋病毒具有如此複雜的多樣性，如果能知道何種版本的病毒將會啟動免疫系統，以及哪一種病毒將成功入侵細胞，這在設計疫苗時是十分關鍵的資訊。疫苗只有當它們能刺激、產生免疫反應時才算成功。

依據另一個實驗室的電腦模式證明，引起人類愛滋病的病毒，是動作迅速又本性惡毒的愛滋病毒株。相反的，產生最多後代的愛滋病毒，卻可能無法誘發人類的疾病。若想要迅速殺死宿主細胞，惡毒的愛滋病毒株會先將那些花費長時間在細胞內複製的病毒株給淘汰。

以往一般觀念以為，對細胞進行緩慢殺戮及高度增生的病毒將宰制病人，其實不然。美國爾文加州大學的多明尼克‧烏達茲（Dominik Wodarz）與紐約大學的大衛‧列維（David N. Levy）挑戰這種說法，他們認為：愛滋病毒具有一種嶄新且尚具有爭議的特性，稱為「協同感染」（co-infection），意指超過一種的愛滋病毒株，可以同時感染免疫系統的細胞，愛滋病毒利用免疫細胞表面一種稱為 CD4 的蛋白質，進入免疫細胞。科學家認為，一旦病毒進入細胞，細胞就會停止製造 CD4，並將其他愛滋病毒排除在外；但是烏達茲表示，這種情況可能並非實情。病毒會花時間向下控制 CD4 分子，在這段時間內，更多愛滋病毒就以協同感染的方式入侵細胞。當兩種不同的病毒株同時感染細胞時，殺戮能力快的病毒株就會迅速造成傷害；而動作緩慢、生產較多後代的病毒株，在適應細胞的環境前，就會被迅速兇狠的同類病毒株排除，喪失競爭的優勢。

　　在烏達茲與列維的電腦模式顯示，臨床愛滋病只會在免疫細胞被快速協同感染時發生，而這時候，快速殺戮的病毒株勝出，如果沒有發生協同感染，就沒有足夠的 CD4 陽性細胞死亡以引發愛滋病，因此，那些最具適應性的病毒株，其實並沒有「惡毒」到可以引起疾病。

然而，其他科學家並不一定認同這個論點，他們認為論文中的許多假設也許是真的、也許不是，尤其還不知道協同感染的機率，這個情況也可能只發生於少數被愛滋病毒感染的細胞。但是烏達茲反駁，有些猴子與黑猩猩帶有與人類愛滋病毒關係密切的病毒，稱為「猴免疫缺乏病毒」（Simian immunodeficient virus, SIV），卻不會發病，可能是動物會抑制協同感染，如果人類體內也能產生類似作用，就有可能發展出新的治療方法。

（2007 年 10 月號）

毒蟲與愛滋病

◎—江建勳

最近有調查報告指出，全世界有三百萬個注射毒品者（injecting drug users, IDUs）感染了愛滋病毒，而在臺灣注射毒品也是傳播愛滋病的最主要途徑，對此問題的嚴重性不可小覷。報告發表於英國醫學期刊《刺胳針》（*The Lancet*）網路版，澳洲新南威爾斯大學的科學家對於過去十年已發表之數據進行回顧分析，發現在九個國家中，超過 40%的注射毒品者都已經被感染，結論為注射毒品的毒蟲與其愛滋病毒感染率的數字都雙雙增加，而愛滋病毒的擴散主要是由於吸毒者間共用針頭引起。

在東南亞、拉丁美洲及東歐某些國家，愛滋病毒盛行率在注射毒品者之間超過 40%，在愛沙尼亞甚至超過 72%，但是某些國家卻維持非常低的感染率，例如，在美國，十五歲至六十四歲的人不到 1%是注射毒品者，其中 15.6%為愛滋病毒陽性，在阿根廷，注射毒品者的比例更低（0.29%），但是感染愛滋病毒的比例卻超過三倍達

49.7%，在英國，相同年齡群注射毒品者比例為 0.39%，卻仍然只有2.3%被認為是愛滋病毒陽性，而紐西蘭及澳洲只有 1.5%的注射毒品者是愛滋病毒罹患者。研究人員表示這種低感染率的情況是由於在1980 年代快速引進針頭交換計畫才形成，報告指出投資於愛滋病防禦計畫中有清楚的指引，例如針頭交換及毒品替代療法等，同時對於教育有明確的要求，來協助預防愛滋病毒在吸毒者間擴散感染，因此在這些國家注射毒品現象即使十分普遍，但是病毒並未在吸毒者間擴散開。

在許多族群間注射毒品者感染愛滋病毒的高度盛行率代表對全球健康的重大挑戰，此研究提出支持針頭交換計畫的確鑿證據，然而許多國家卻認為此計畫反而鼓勵毒品的使用其實是錯誤的，因為在這些拒絕提供乾淨針頭的國家中，愛滋病毒在注射毒品者間的感染率一直升高。學者估計全球有一千六百萬人由靜脈注射毒品，有這類毒蟲的國家一百四十八個，其中一百二十個國家的毒蟲感染了愛滋病毒。其他科學家認為在此低迷的情況下其實還有樂觀的想法：對於愛滋病毒盛行率低的注射毒品者，施以大規模的抗愛滋病毒行動計畫，有可能反轉這些人的愛滋病流行，對於資源有限及提供援助的國家兩者而言，如發現有毒品注射者出現時，應立即實施此種抗愛滋病毒計畫會獲得較好效果。

（2008 年 12 月號）

參考資料

1. McGrath, M., HIV rates among drug users rising. BBC Health News Online, 20080924.
2. 3M infected drug users worldwide could be HIV-positive. YAHOO Health News Online, 20080926.

三十年來的愛滋病（上）

◎—江建勳

愛滋病仍然是冰山的一角

「由第一宗愛滋病例報告開始，2011年6月標示出三十年時間已經過去了，這種疾病在全世界已經殺害二百五十萬人，然而今年的週年紀倒有些獨特：即引起愛滋病的病毒可能已經在人類族群中巡迴了一百年，問題是為何要花如許長的時間才偵測到此病毒？」

在 1981 年 6 月，美國醫生報告有一種特殊種類的肺炎在洛杉磯由原本健康年輕的五位同性戀男人身上發生，兩年後他們體內所產生免疫缺失情況的原因被鑑定出：有一種目標針對白血球的「反轉錄病毒」（retrovirus）出現，後來被命名為「人類免疫缺乏病毒」（human immunodeficiency virus, HIV），此病毒與在非洲中西部感染黑猩猩的「猴免疫缺乏病毒」（simian immunodeficiency virus, SIV）類似，這認為是感染的源頭，有可能擴散至一般打獵並吃入大人猿

肉的土人身上。

　　五十年前在如今稱為非洲「剛果民主共和國」的地區收集到某些醫學檢體值得感謝，因為科學家甚至有機會大約曉得愛滋病何時降臨人間，在 1998 年，研究人員從 1959 年收集到的血液檢體中找到人類愛滋病毒，接著在 2008 年第二次發現病毒〈來自 1960 年收集到的一位婦女淋巴結檢體〉，這兩個病毒由於牠們個別的演化歷史而有些微不同，比較其基因序列確定牠們似乎在 1902 年及 1921 年間由單一共同祖先分開，建議人類愛滋病毒已經在人類族群中存在至少有一百年這麼長的時間，基因序列也顯示人類愛滋病毒由非洲擴散至海地，可能於 1960 年代剛果民主共和國由比利時獲得獨立後不久開始，並大約在 1969 年前後到達美國。

　　英國愛丁堡大學的保羅・夏普（Paul Sharp）認為這十分明顯為何愛滋病毒七十年來未被偵測到，他表示如果感染擴散係依循一個指數曲線發展，則 1960 年在非洲中西部可能只有四千個病

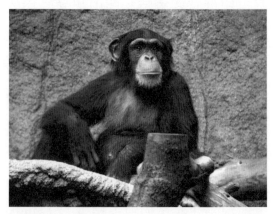

黑猩猩身上的「猴免疫缺乏病毒」被認為是「人類免疫缺乏病毒」的源頭。

例，而只發現兩個檢體的研究人員本身就能計算出目前的結果則非常幸運。美國阿利桑納大學的麥克・烏露貝（Michael Worobey）是那些研究人員之一，他認為：發現這些檢體的確有幸運的成分，但是也得花上許多時間、精力與耐性。人類愛滋病毒是因為其他原因而避開偵測，而在感染與症狀開始發生之間大約延遲十年，而愛滋病不會出現成套特殊症狀，因此人類愛滋病毒讓人死亡是由於受到其他各種感染，像是在非洲沙哈拉沙漠以南的地區，那裡已經盛行許多致命性疾病，當然這只是後見之明，因為某些那類死亡病例可能被歸咎於愛滋病毒。

烏露貝表示真正重點是並非人類愛滋病毒在非洲地區巡迴了七十年還未被注意到，而是美國於 1969 年至 1981 年間此病毒未被偵測出，病毒以指數速率擴散，在第一個病例於 1981 年被報告時，那時可能大約有十萬個感染，他解釋說：在已開發國家偵測到人類愛滋病毒花了十二年時間及檢驗十萬個病例，因此在非洲撒哈拉沙漠以南的地區愛滋病毒仍然能躲藏如此長的時間並不神秘，在人類愛滋病毒的歷史中，過去的三十年真正只是冰山之一角。

美國愛滋病流行的三十年

在美國被愛滋病毒感染而仍然存活的人數持續增加，但是那是

因為科學家與醫生在對抗愛滋病的戰爭上逐漸獲得勝利（藉早期治療及抗反轉錄病毒藥物的協助），許多愛滋病毒病人繼續存活進入老年，根據2011年6月2日由美國疾病控制及預防中心（CDC）發表的報告，在美國由 1981 年起持續追蹤愛滋病毒／愛滋病的進展，當其首次被醫生注意到時，此病被稱為「肺囊蟲肺炎」（pneumocystis pneumonia），是一種從前未知的傳染病，第一次於 1981 年 6 月 5 日只有在五位病人鑑定出並加以討論，文章在 CDC 出版的《罹病率與死亡率週報》（*Morbidity and Mortality Weekly Report*）上發表。

在接近三十年前，沒有人能猜到在那篇文章中所討論之此種陌生感染，對於許多人而言將是一場長期及驚恐旅程的開始，今日情此況仍然持續，然而要比以前所想的可能懷有更多希望。在最初病例報告的第一年內，此疾病獲得一個名稱：「後天免疫缺乏症候群」（acquired immune deficiency syndrome），但是離有效治療卻還是遠得很，在第一個十年，根據 CDC 報告，新被診斷出愛滋病的人數年年上升，由 1981 年的 318 人至 1992 年的 75,457 人，極少或沒有方法治療或減緩病情。卡露・漢米爾敦（Carol Hamilton）醫生告訴媒體：所有病人皆百分之百死亡。」漢米爾敦醫生具有幾十年治療愛滋病毒的經驗，她感覺自己在早年時像是一個「死亡接生婆」（midwife of death）。

但是在 1995 年以後，新診斷出愛滋病的比例開始下降，由一年超過 75,000 人至 1999 年的 38,279 人，此數目已經維持穩定直到今日，更加要感謝雞尾酒藥物越來越有效，這種藥物係針對減緩愛滋病毒之進展及預防病人進一步發作成為完全之愛滋病，愛滋病開始似乎可被治療，然而對於可否完全治癒仍然困擾著研究人員。今日，在美國有 1,178,350 個人體內攜帶愛滋病毒而活著，其中 20%未被診斷出，根據 CDC 報告，此疾病持續不成比例地影響男性，包括與男人做愛的男人及少數族群，特別是非裔美國人。

　　目前 75%體內有愛滋病毒而存活的人都是男性，65.6%是男同性戀，黑人男性間愛滋病毒盛行率比白人男性高出接近六倍，根據 CDC 估算，即每十六個黑人男性中的一人在其生活中的某一時刻將會被診斷出被愛滋病毒感染。但是樂觀希望逐漸增生，因為不只新發明的藥物可讓愛滋病毒病人生存更久，而且由新的研究也顯示抗反轉錄病毒藥物治療法也使那些受感染的人較不容易去感染其他人，在非洲最近的一個研究就發現使用這些治療法會減少 92%的感染危險。

抗病前線終於出現希望

　　經過三十年與對滋病毒／愛滋病的研究與出擊，前線的新聞越

來越呈現正面結果，如果人們具有意願則感染能被預防，而且該病毒越來越被科學家了解（如在免疫系統中宿主與病原間的交互作用），雖然此疾病逐漸能被治療，但是仍然未出現的治癒方法，或許最重要的是罹患愛滋病毒不再是死刑（不過大部分人仍然死於病毒感染）。

最初進展十分不確定，直到 1987 年，第一種抗愛滋病毒藥物AZT（zidovudine）被核可取得執照，六年後，CDC 核准另一種抗反轉錄酶的新藥 ddC（dideoxcytidine），醫學界開始將兩種藥物同時使用，成為愛滋病治療史上第一個成功的混合藥物治療法〈即所謂的雞尾酒療法，也就是結合性療法〉。1996 年，CDC 再度核可另一種蛋白酶抑制劑（protease inhibiter）來治療愛滋病毒陽性病人，藥物的作用是抑制愛滋病毒的複製能力，研究顯示三種藥物混合治療法比兩種藥物混合要有效得多，於是科學家樂觀的想法滋長，認為愛滋病毒可以藉「雞尾酒」藥物控制，以協助設計廣泛應用「雞尾酒」藥物而大大有名是華人科學家中研究愛滋病最知名的何大一博士，他進一步提出另一種新型的四種藥物混合的療法，加入「反轉錄病毒酶抑制劑」（retroviral enzyme inhibiter），成為一種超級的「高活性抗反轉錄病毒治療法」（highly active antiretroviral therapy, HAART），研究小組相信這種藥物比標準藥物更有效，目的在於停止病人

體內低度循環的病毒，接著切斷對新記憶細胞的感染，1997 年由於引介使用 HARRT 的緣故，美國每年愛滋病的死亡率首次大幅下降，在 2008 年的研究發現，經過 HAART 治療後，體內攜帶愛滋病毒的人其壽命平均增加了十三年，藥物「雞尾酒」如今能讓病人攜帶愛滋病毒不會進展至愛滋病及死亡，根據一個 2005 年開始的研究最近發現：愛滋病毒陽性病人在診斷後（而非當他們健康狀態惡化時）服用抗反轉錄病毒藥物，能去除96%的危險

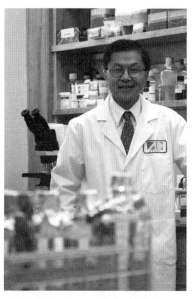

何大一博士在 1990 年代發明雞尾酒療法，大幅降低愛滋病患的發病致死率。

性將病毒擴散至未受感染之伴侶，因此讓世界衛生組織產生新的指引，即抗反轉錄病毒藥物使愛滋病的治療變成革命性的預防方法。

1998 年第一個對付愛滋病毒的完整疫苗試驗在美國展開，但是後來居然沒有任何一種抗愛滋病毒疫苗試驗成功，包括 DNA 疫苗，目前的看法為對抗愛滋病毒／愛滋病的戰爭不是一個終了，甚至不是終了的開始，但或許是開始的結束。

對抗愛滋病戰爭三十年來的醫學里程碑

當美國聯邦政府在 1981 年報告，在洛杉磯有「五位年輕男人，所有都是活躍的男同性戀」已經被診斷出罹患「卡氏肺囊蟲肺炎」（*Pneumocystis carinii pneumonia*），此時沒人曉得這些是美國第一宗愛滋病病例的報告，由那時開始，醫學界開始長期進行了解、治療及甚至預防人類愛滋病毒，接著是關鍵性醫學進展及失敗標示著今年對抗愛滋病已經經歷三十個年頭，這些醫學里程碑闡明我們人類對病毒仍然必須要學習多少事。

1981 年：第一宗愛滋病例報告

在 1981 年春天及夏天時，加州及紐約報告有年輕男同性戀發生某種肺炎和一種罕見皮膚癌，這兩種疾病典型地只攻擊免疫系統有缺陷的人，剛開始時，這些病例似乎彼此無關，在 6 月 5 日，美國疾病管制及預防中心對於加州群聚者提出第一份報告：「五位年輕男人，所有都是活躍的同性戀者，治療時的活體組織檢驗證實在洛加州洛杉磯三家不同醫院診斷出罹患卡林肺囊蟲肺炎。」其中兩位病人死亡，所有五位病人也被診斷具有「巨細胞病毒」（cytomegalovirus），是一種傳染病，仍然沒有人曉得，但這些是愛滋病的第一次

報告，在 7 月 3 日，紐約時報出現其第一篇有關罕見皮膚癌的文章，即「卡波西肉瘤」（Kaposi's sarcoma），在紐約及加州四十一位男同性戀身上診斷出，醫生表示他們不知何種原因引起疾病爆發，也仍然沒有證據會傳染，許多這些病人已被治療病毒感染，例如泡疹、巨細胞病毒及 B 型肝炎病毒。

研究人員最終體認到許多男人具有嚴重受損之免疫系統，而此病與多種性傳染病病例有關，會破壞免疫系統而且身體暴露於「伺機性疾病」（opportunistic disease）之下，許多個月來醫生表示該疾病在非同性戀間明顯地不具傳染性（一直到 12 月，類似症狀第一次出現於注射毒品的使用者身上）。

1982 年：愛滋病獲得其名

不斷冒出的新疾病最先有幾個名稱來稱呼，包括「男同性戀相關免疫缺乏症」（gay-related immune deficiency, GRID），或非正式的「男同性戀癌症」（gay cancer）。在 1982 年 5 月，舊金山《編年紀報》記者，藍迪・西爾茲（Randy Shilts）寫了一篇有關男同性戀相關免疫缺乏症醫學史的簡明特寫：

「比事實甚至更神秘的是：這些疾病攻擊的這群人極少具相同

遺傳生理或種族特徵，而且發現男同性戀相關免疫缺乏症患者所處的地理位置隔離得很遠，大約一半來自紐約，另外四分之一在洛杉磯及舊金山人數幾乎相等，剩下四分之一分散在美國各處男同性戀族群的小型中心。

公共健康官員也擔心到目前他們見到的只是『冰山之一角』，因為報告一直出現此疾病之頻率增加，大約86%男同性戀相關免疫缺乏症已經由1月開始報告，而聯邦疾病控制中心如今平均每天出現一個新病例。」

仍然許多罹患男同性戀相關免疫缺乏症的病人並非男同性戀，在 7 月，愛滋病頭字語 AIDS【「後天免疫缺乏症候群」（acquired immune deficiency syndrome）】被提出：「後天」（acquired）是因為此病被感染而非遺傳，而「症候群」（sydrome）因為其包括一群症狀及疾病，而非只是一種「中心疾病」（center disease），8 月時，報紙文章及科學期刊都使用此名稱，美國疾病管制及預防中心在9月第一次確實地界定愛滋病。1987 年西爾茲出版一本書《樂隊開始演奏》（*And the Band Played On*），如今被公認為是對於愛滋病歷史的初期研究。

1982 年：證明愛滋病藉由血液傳染

在 12 月，美國 CDC 報告來自舊金山地區一個二十個月齡的嬰兒發生無法解釋之細胞免疫缺乏現象及伺機性感染，嬰兒在接受多次輸血後開始生病，包括一次由後來發現是罹患愛滋病的男人血液傳輸血小板。

美國 CDC 的報告如下：

> 「愛滋病病因學仍然未知，但是報告發生於同性戀男人間、靜脈注射的毒品濫用者及罹患血友病 A 的人，建議其可能被一種由性行為傳染之感染原或經由暴露於血液或血液製劑引起，如果嬰兒疾病在此報告中被描述是愛滋病的話，而其發生係接受一位已知愛滋病病患血液製劑時，則更支持所謂『感染原假說』（infectious-agent hypothesis）。」

在同 1 月份，美國 CDC 報告六個嬰兒死於與愛滋病相關的卡氏肺囊蟲肺炎及其他神秘之免疫缺乏症，大部分是靜脈注射毒品者或妓女的小孩，雖然官方將兒童病例分類為「無法解釋」，這是早期證據該疾病能經由母親傳染至嬰兒，報告指出：「由母親在子宮內或出生後不久傳播一種『愛滋病病原』至兒童，可解釋這些嬰兒在

早期就產生免疫缺乏症。」

「當其開始出現於兒童及輸血接受者時，就公共認知而言這是一個轉捩點，」美國 CDC 的流行病學家哈諾‧傑菲（Harold W. Jaffe）後來告訴《新聞週刊》：「直到那時此病完全是一種男同性戀的流行性疾病，而其對於一般人而言說得容易『這又如何？』，但現在則不然，因為今後對每一個人都有關係了。」

1983 年：分離出愛滋病毒

有名的研究人員路克‧蒙塔尼耶（Luc Montagnier）與弗朗索瓦絲‧巴爾－西諾西 （Grancoise Barré-Sinoussi）在法國巴斯德研究院分離出一株新病毒，會侵入白血球同時似乎引起愛滋病，他們在 5 月的科學期刊上提出他們的發現，如此寫道：

> 「一種反轉錄病毒屬於最近發現之「人類 T 細胞貧血症病毒」（human T-cell leukemia viruses, HTLV）家族，但是與從前分離出的每一種病毒都明顯不同，這是由一位高加索病人分離出，他的徵象與症狀是時常於後天免疫缺乏症候群之前出現……由這些研究可得到結論，即此病毒與過去分離出之人類 T 細胞貧血症病毒皆屬於 T 細胞淋巴反轉錄病毒同一家族，在人類間橫向傳播並

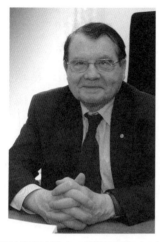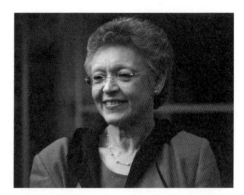

（A）法國病毒學家路克・蒙塔尼耶與（B）弗朗索瓦絲・巴爾-西諾西，於 1983 年分離出愛滋病毒，並以此發現獲得 2008 年諾貝爾生理與醫學獎。

且可能與幾種病理症狀有關，包括愛滋病。」

　　研究小組將一個病毒檢體送給美國疾病控制及預防中心，在此被命名為「淋巴腺疾病相關病毒」（lymphadenopathy-associated virus, LAV），指稱通常影響愛滋病人之腫大腺體；美國疾病控制及預防中心將一個 LAV 檢體送給美國國家癌症研究院，一年後該院的羅伯・蓋洛（Robert Gallo）博士宣布他發現引起愛滋病的病毒，但是試驗顯示蓋洛的病毒（稱為 HTLV-3），與 LAV 相同。

1984 年：鑑定出「零號病人」

　　美國疾病控制及預防中心一年期調查的部分是找出導致愛滋病流行的因素，公共衛生官員繪製出在紐約市及洛杉磯同性戀社團男人性接觸行為的關係圖，他們的研究鑑定出一個男人稱為「零號病人」，而他的影響在 1984 年 3 月《美國醫學期刊》（the *American Journal of Medicine*）裡被描述，當月零號病人死亡。零號病人後來在藍迪‧西爾茲寫的書《樂隊開始演奏》裡被揭發為蓋頓‧杜格斯（Gaetan Dugas），一位英俊且性關係紊亂的空服員來自加拿大蒙特婁，他時常造訪洛杉磯、舊金山及紐約市的澡堂，道格拉斯與最早洛杉磯十九個愛滋病例、紐約市二十二個病例及美國其他城市裡九個病例其中的九個病例直接有關，在美國最先二百四十八位罹患愛滋病的病人中總數有四十個人都與他都發生過性關係。

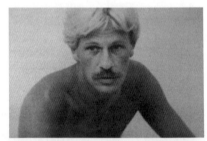

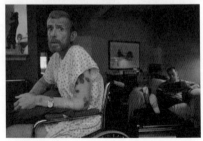

（上）蓋頓‧杜格斯。（下）愛滋病人產生卡波西肉瘤（1986 年）。

　　如西爾茲後來所寫，杜格斯在1980 年被診斷出卡波西肉瘤並持續自

知地擴散疾病直到他死亡，他每年估計與二百五十位性伴侶發生未保護的性為，一位公共衛生工作人員在一篇冗長的報告裡談及西爾茲，認為他具有一種幾乎懷有惡意的態度：如果他必須死於「男同性戀癌症」，為何他的性伴侶可以存活？然而，提示杜格斯是第一位或「應負責」的愛滋病人想法已經被否定，更加，他只是幾個男人感染上疾病然後擴散之一個人而已。

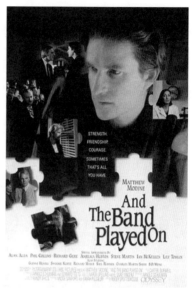

藍迪‧西爾茲所著的《樂隊開始演奏》在 1993 年被翻拍成電影《世紀的哭泣》，內容講述從發現愛滋病到找出病毒期間，美國雷根政府及各界對此病的態度。

1985 年：FDA 核可第一種商業用血液檢驗法

FDA 核可第一種愛滋病商業用血液檢驗法，對引起愛滋病之病毒篩選出抗體，該檢驗法主要用於血液銀行及醫院去除被感染之血液，以及預防在捐血時任何人在血液中攜帶抗體。醫生也開始規則地測試高危險病人，愛瑞克‧艾克侯姆（Erik Eckholm）12 月在紐約時報上報告：

「許多同性戀已經開始遵循『安全性行為』行動，絕望地想知道他們是否在過去已經被感染，曾經與雙性戀者發生過性行為的女人以及召過妓女的男人，都不斷尋求緩解他們的心靈有關對他們自己與那些他們發生過性關係的人可能之危險。」

但是該檢驗法帶來倫理學關切，由醫生及病人保護團體領導人提出，他們指出愛滋病狀態是一種主要的歧視來源，他們提倡要有同意書及匿名性，「我不認為檢驗法必須太容易進行，」紐約大學醫學院的尼爾・列文（Neal Lewin）醫生告訴時代週刊：「獲得及填寫同意書強迫病人及醫生雙方都要思考有關他們所做之事。」

1987 年：第一種抗愛滋病毒藥物 AZT 被核可

在 3 月，FDA 核可第一種治療愛滋病的藥物，抗反轉錄病毒藥物 Azidothymidine （AZT），根據臨床試驗結果證明其可減緩愛滋病毒的發展過程（如今已經命名愛滋病毒為『人類免疫缺乏病毒，』由「國際病毒分類委員會（the International Committee on the Taxonomy of Viruses）決定，AZT 最初在 1964 年研發作為治療癌症用，但是後來被證實無效，結果卻發現對抗第一型愛滋病毒感染有活性，可處理但無法治癒疾病。

1994 年：AZT 減少愛滋病毒由母親對嬰兒的垂直感染傳染

一個聯邦經費支持的研究發現，AZT 有效預防愛滋病毒由母親傳染給嬰兒，不會引起生產缺陷或胎兒的健康問題，數據顯示服用 AZT 的愛滋病毒陽性母親比未服用此藥物的母親在懷孕時少於三分之二不會將愛滋病毒傳給他們的嬰兒，在控制不斷升高之愛滋病毒感染率上這是一種重大成就。CDC 流行病學家哈洛‧傑菲告訴《紐約時報》：這是第一次顯示母親對嬰兒傳染愛滋病毒的病例至少能降低，即使未能預防，而且將提供一個真正的推動力來鑑定更多在懷孕時被愛滋病毒感染的女人，因此她們可考慮服用 AZT 來治療自己與嬰兒。

（2011 年 10 月號）

三十年來的愛滋病（下）

◎──江建勳

1990 年代中期：愛滋病毒陽性但是沒有愛滋病

研究人員開始嚴肅看待以下報告：某些人被愛滋病毒感染但是從未發作症狀或與成熟愛滋病有關可能威脅生命之症狀，最初報告為南非的性工作者，而科學家開始研究他們的血液及組織想要發掘保護因子或遺傳差異，這可能變成新的、更有效之治療方法或甚至一種對抗疾病用疫苗的基礎。

1995 年：猴人（The Monkey Man）

在使用強有力抗愛滋病毒雞尾酒藥物將改革愛滋病治療想法的一年前，一位住在舊金山的愛滋病活動者決定採用激烈的方法嘗試治療幾乎殺死他自己的疾病：傑夫・蓋帝（Jeff Getty）自願變成第一位接受狒狒骨髓移植的病人，狒狒不會被人類愛滋病毒感染或如

人類一般罹患愛滋病，而這是一種賭博來檢視靈長類動物細胞天生的保護力是否會轉移給蓋帝，結果未發生，蓋帝幾乎立即排斥狒狒細胞，（在2006年，他死於與愛滋病有關的癌症副作用），但此實驗打開了考慮以創新方式來對抗愛滋病毒的大門，而研究人員繼續研究靈長類動物來了解人類免疫系統如何可能被教導如動物般有效地迅速殺死病毒。

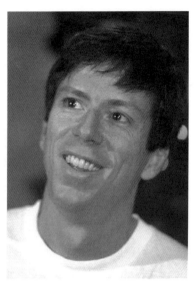

狒狒的細胞對愛滋病毒具有天生的保護力，傑夫·蓋帝於 1995 年接受狒狒骨髓移植以治療愛滋病。狒狒的骨髓細胞先被純化處理，使其只包括幹細胞及幫助細胞兩種細胞，但移植後蓋帝幾乎立即排斥狒狒細胞，享年四十九歲。

1995 年：FDA 核可第一種蛋白酶抑制劑

　　FDA 核可 Invirase （saquinavir），第一種新型抗愛滋病毒藥物稱為「蛋白酶抑制劑」（protease inhibitors），免費提供給嚴重愛滋病患服用，蛋白酶抑制劑干擾病毒需要複製自身的酵素，制止其在體內進展，此藥物比以前藥物之副作用較少及臨床結果較佳，結果減少了愛滋病毒陽性及愛滋病患之病毒負載，蛋白酶抑制劑很快地被認為是市場上最佳藥物，然而，許多病人對其快速產生抗藥性，由於 FDA 核可由羅氏藥廠（Hoffmann-La

Roche）製造的 Invirase，十二間其他公司也開始製造他們自己的蛋白酶抑制劑。

1996 年：HAART 的曙光

在 7 月加拿大溫哥華舉行第十一屆國際愛滋病會議，美國紐約市亞倫戴蒙愛滋病研究中心的研究人員何大一（David Ho）博士及美國阿拉巴馬大學醫學院的喬治・蕭（George Shaw）博士提出數據顯示，愛滋病毒每一天在病人體內製造不是幾千個，不是幾百萬個，而是幾億個病毒本身的複製物，即使在感染早幾年就是如此，研究人員原始想法認為病毒主要是潛伏著，他們表示這發現凸顯出事實，即一開始愛滋病毒就是一種具活性的病毒感染，而且需要積極的抗病毒治療。

的確，研究人員已經開始使用一種三合一的強力抗愛滋病病毒藥物，新取得之蛋白酶抑制劑、加上老的備用 AZT 及第三種藥物稱為 3TC，來減少抗藥性同時抑制愛滋病患體內的病毒，在 1996 年時代雜誌一篇封面故事報告：

「在愛滋病毒歷史中的第一次，一種必須有效的策略似乎在事實上成功，開始結合性治療法幾個星期內，罹患愛滋病十位男人及女人中的七位開始情況變得較佳，血液檢驗顯示在他們當中許多

人，病毒負載已經下降低於可偵測之量，減輕對抗愛滋病毒的負擔，他們長期受苦的免疫系統最終能對抗佔據他們肺部、腸道及大腦的致命性藻類及細菌感染，發燒停止、損傷消失、精力恢復。」

但是何博士在溫哥華會議中告訴醫生絕不能等待愛滋病進展後，才開始使用「高活性抗反轉錄病毒治療法」（highly active antire-troviral therapy）即「三合一藥物」（triple-drug），或稱 HAART，他報告他已經在感染最初幾週成功地開始治療病人，他預估這種策略（後來顯示是錯誤的）在兩、三年內能大量去除病毒。由那時起，三合一雞尾酒藥物迅速整合併入臨床實用，在 1998 年的一個研究顯示其降低愛滋病、死亡及住院比率例 60%至 80%。

1997 年：第一次愛滋病死亡病例下降

CDC 在 2 月份報告，由愛滋病在 1981 年流行開始第一次，整個美國死於疾病的人數「顯著」下降，國家整體下降率為 12%，由 1995 年頭六個月二萬四千九百人死亡至 1996 年的二萬二千人，區域性下降範圍由西部高達 16%至南部的 8%，在CDC統計數字公開前的月份，紐約市健康官員是國家第一個報告愛滋病死亡人數下降：在 1996 年減少 30%。聯邦健康官員將此下降結果歸功於較佳治療方法延遲愛滋病毒疾病的進展並預防伺機性感染，伴隨預防感染的努

力、增加獲得照顧並減緩感染，即使出現新的蛋白酶抑制劑之前，藥物結合性治療法已經顯現益處。

美國 CDC 發現愛滋病發病及死亡因危險族群、性別及種族而產生變化的趨勢：愛滋病發病與愛滋病死亡持續在女人間（她們如今佔所有愛滋病例的 20%）、同時在經由異性性行為而被感染的人之間增加，然而愛滋病死亡率在所有種族及族群間下降，美國政府如此報告：在白人間的下降率（21%）要遠大於黑人間（2%）或西班牙裔人間（10%）。

1998 年：HAART 作為治癒方法的希望受到挫敗

在科學期刊中兩個研究及在國家科學院學報的另一個報告同樣發現：愛滋病毒的在人體裡的躲藏處能避開積極藥物治療，並當醫療停止後引發反彈式感染，病毒被發現主要隱藏於免疫系統裡所謂「記憶 T 細胞」（memory T cells）中，即使病毒在血液中已經被清除，而且在幾年或甚至幾十年後還能引起感染。美國約翰霍普金斯大學醫學院領導其中一個研究的羅伯‧西里西安諾（Robert Siliciano）博士告訴時代週刊說：壞消息是科學家無法清除病毒，好消息是被愛滋病毒感染的人如果持續服用三合一雞尾酒藥物，他們仍然有極佳的機會存活長久時間。

1999 年：第一隻黑猩猩

以取自一隻稱為瑪莉蓮
（Marilyn）黑猩猩（經過測試已
知是愛滋病毒陽性，死於 1985
年）的冷凍組織檢體研究，阿拉
巴馬大學的科學家發現就基因而

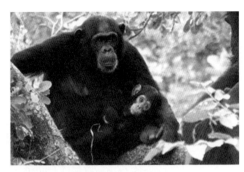

第一隻黑猩猩瑪莉蓮（1999 年）。

言，牠的病毒以與三種已知「猴免疫缺乏愛滋病毒」（simian immu-
nodeficiency virus, SIV）有很大不同，檢查瑪莉蓮本身的基因組成也
顯示，比那些攜帶其他猴愛滋病毒株的黑猩猩，牠是屬於不同亞種
的黑猩猩。

更重要的是，瑪莉蓮的病毒不像其他猴病毒，密切符合三種主
要「第一型愛滋病毒」（HIV-1）株，引起大部份人類愛滋病流行，
該發現建議猴病毒突變並在至少三個個別場所交叉感染至人類，可
能當獵人在獵殺黑猩猩作為食物時暴露於受感染血液，時代雜誌報
導：「就此疾病發生了，第一宗文件記錄之愛滋病病例可回顧至
1959 年，當時一個男人生活於非洲的金沙夏（Kinshasa）死於此病，
而由家彭越過剛果河正好是瑪莉蓮家族的老家。」

2003 年：VaxGen 公司的愛滋病毒疫苗試驗失敗

在 2 月，美國加州 VaxGen 公司報告其愛滋病疫苗在一次試驗中（包括五千四百位參與者）完全失敗，但是該公司表示數據建議疫苗可能對五百位非西裔少數族群提供某些保護作用，包括黑人及亞洲人，獨立科學家及愛滋病行動者批評該公司根據此等小群病人過度誇大其發現。在 11 月，一個三年期試驗中（包括在泰國超過二千五百位靜脈注射毒品者），相同疫苗無法保護受到愛滋病毒感染的人。

2006 年：男人割包皮降低愛滋病毒傳播

在 12 月，實驗數據早期回顧顯示此介入方式顯著減少愛滋病毒傳播後，美國國家衛生研究院停止兩項男人割包皮的隨機性臨床試驗，在 2007 年早期，試驗細節發表於醫學期刊刺胳針：在一個包括肯亞 2,784 位男人的研究，割包皮後會減少 53%男人與女人發生性行為獲得愛滋病毒的危險，第二個試驗包括烏干達 4,996 位男人，割過包皮的男人比未割包皮者被愛滋病毒感染之情況減少 51%，該發現被推崇為進入愛滋病毒預防的新時代，而世界衛生組織推薦在嚴重愛滋病毒流行之地區促進男性割掉包皮的行動。目前尚不知道是否割包皮會影響女人在性行為時感染愛滋病毒的危險，但是任何降低

男人感染愛滋病毒的預防方法會自然減少女人得病的危險。

2007 年：另一種令人失望的愛滋病疫苗失敗

在 9 月，在最初實驗數據顯示藥物無法防止愛滋病毒感染後，這種有希望的默克愛滋病疫苗試驗被停止，在一個包括三千位未受感染的自願者研究（大部份在美國及拉丁美洲的高危險性工作者），該實驗性疫苗既不能預防愛滋病毒感染，也無法降低在試驗時罹患愛滋病毒者被感染之嚴重性，實際上，該疫苗可能甚至增加人們被感染的機會，另一個在非洲進行的大型試驗同時停止。

非常先進的默克疫苗是第一種新等級的愛滋病疫苗在人體臨床試驗上到此為止，不像從前的試驗疫苗藉刺激免疫系統產生抗體，默克疫苗設計促進免疫系統的 T 細胞反應，係藉普通感冒病毒傳送三個合成之愛滋病毒基因進入人體，美國國家衛生研究願意苗研究中心主任葛瑞‧納貝爾（Gary Nabel）博士此次描述試驗失敗，為「對該領域的重大打擊。」

2008 年：瑞士專家認為無法偵測出愛滋病毒的病人不具感染性

在 1 月，瑞士愛滋病毒／愛滋病聯邦委員會愛發表證詞申明認為，根據一篇醫學文獻回顧，攜帶愛滋病毒並進行有效抗反轉錄病

毒治療法的人不會經由性來傳染疾病，該委員會申明說當愛滋病毒陽性病人持續服用他們的藥物期間，而且維持無法偵測出之病毒負載至少六個月，並且沒有其他性傳染病，他們就不會經由未保護的性行為傳播病毒，然而不可能完全證明傳染情況並非不可能，該委員會認為科學證據建議危險是「小得可以忽視。」瑞士之申明立即被科學家及愛滋病保護團體批評，關切處在於研究並不包括對非異性戀伴侶之實驗數據，而且世界衛生團體提醒人們，保險套是對抗愛滋病毒擴散之最佳保護措施。

2008 年：德國柏林愛滋病病人被「治癒」

提摩西・雷・布朗（Timothy Ray Brown），已知為「柏林病人」（Berlin Patient），認為是第一位愛滋病被治癒的人，在他血液裡沒有可偵測到的愛滋病毒蹤影，此情況本身並非不尋常，由於大部份服用抗反轉錄病毒藥物的愛滋病患可到達相同狀態，然而布朗顯得獨特的是，在他停止服用藥物後，他一直維持顯著沒有愛滋病毒出現的時間長達四年。

他被治癒了嗎？這是今日在愛滋病研究團隊間爭論最激烈的問題之一，布朗在罹患愛滋病毒後被診斷出貧血症，並經歷骨髓移植來治療他的癌症，利用持續出現的證據顯示有些人具有某種基因突

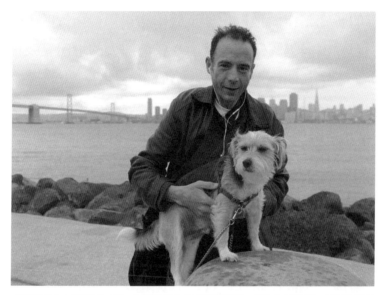

「柏林病人」提摩西・雷・布朗患有白血病和愛滋病。醫生為其移植一個極為罕見的天生抗愛滋病毒捐獻者的幹細胞，移植後這些幹細胞發育分化出能夠抗愛滋病毒的免疫細胞。接受治療的四年後，在布朗的血液和淋巴系統內沒有檢測到愛滋病毒存在的跡象。

變似乎能夠擊退愛滋病毒感染，醫生由此等捐獻者移植骨髓給布朗一共兩次，由那時開始，他的愛滋病毒似乎失蹤了，骨髓移植並非是對每一個愛滋病人的真正治療方法，但是布朗的病例已經促進相關基因突變的研究，這可能有一天會協助消滅愛滋病毒。

2008 年：諾貝爾獎頒發給愛滋病毒的發現者

弗朗索瓦絲・巴爾—西諾西及路克・蒙塔尼耶由於他們在鑑定

愛滋病毒的研究工作而獲得生理及醫學諾貝爾獎，證明人類免疫缺乏病毒引起愛滋病，該研究小組由受感染病人的淋巴結及血液中分離出病毒，不像其他病毒，愛滋病毒的獨特性在於其感染並與健康免疫細胞融合之能力，這就是病毒如何施展其毀滅性作用破壞人體對抗病原的能力。

2009 年：泰國疫苗試驗提供一絲希望

在泰國一種包括一萬六千四百位自願參與者且期望甚高的疫苗試驗顯示，結合兩種現有疫苗在保護人們不受愛滋病毒感染上可能沒有多大益處，然而，研究數據建議比起高危險個人，實驗性結合疫苗更可能些微保護低度或平均危險的參與者，像是性工作者或靜脈注射毒品者，然而其效用似乎在一年後就降低。

某些專家認為些微益處可能最終可協助科學家研發出一種有效的愛滋病疫苗，這個目標已經困擾他們超過二十年，美國弗瑞德胡欽森癌症研究中心的愛滋病毒專家尼可・弗蘭姆（Nicole Frahm）告訴《時代雜誌》：「獲得到此種信號（即使十分微弱、即使如果我們不斷爭論是否這是一種真正的信號）就是一個偉大希望的來源，直到現在，我們沒有任何結果，而此試驗把握住一個即將開始的承諾。」

2010 年：陰道凝膠顯示對抗愛滋病毒有效

　　愛滋病研究人員報告，第一次研發成功一種能被女人掌控的愛滋病毒預防工具：含有抗反轉錄病毒藥物 tenofovi 的「陰道凝膠」（vaginal gel），雖然女人每年佔幾乎所有新感染愛滋病毒病例的一半，她們卻對保護措施沒有什麼選擇，最佳策略（包括使用保險套或採取禁慾措施）時常都必須要求不情願的伴侶合作。一個在南非進行包括八百八十九個女人的先導研究中，與使用安慰劑的女人比較，那些在性行為前及後使用抗微生物凝膠（含有 1% tenofovir）兩年半時間的人，可減少 39%之愛滋病毒感染，在指導下最有信心使用凝膠的女人，感染情況消除了 54%，更甚的是，凝膠讓罹患生殖泡疹病毒的機率減半，這是感染愛滋病毒的另一種危險因子。

　　凝膠並非此類物質的第一種，但是不像從前失敗的陰道殺微生物製劑，企圖在感染時中和愛滋病毒或在病毒與健康細胞間製造某種物理障礙，新的配方係整合一種強力抗愛滋病毒藥物似乎能更有效地抑制感染。在 2011 年，科學家希望擴大這些有希望的結果，測試凝膠也能對抗經由直腸傳播愛滋病毒，在一個小型研究中，經過在直腸例行性應用凝膠或安慰劑後一個星期，自願者提供活體組織來培養，研究人員發現使用凝膠者比那些使用安慰劑的人，他們的

細胞在實驗室培養皿裡更能抵擋愛滋病毒感染。

2010 年：愛滋病免疫性的線索

感染愛滋病毒但是從未進一步發作愛滋病的人代表愛滋病研究的聖杯，如果科學家能複製這些人擊退愛滋病毒的任何特性，他們就獲得基礎來研發有效治療方法或甚至疫苗。

在 11 月，布魯斯・渥克（Bruce Walker）與其同事在哈佛大學醫學院及麻州綜合醫院研究那些所謂長期非進行性患者，他們提出報告發現一小群基因異常可能解釋為何這些病人能一直維持健康，這些人具有變種蛋白質控制某些稱為 CD4 的免疫細胞（容易被愛滋病毒感染），在細胞外膜上呈現少量病毒蛋白質片段，使得這些細胞可被身體的免疫系統見到，具有變異基因的人，受愛滋病毒感染的 CD4 細胞看起來特別容易受到體內自然循環殺手細胞的吸引，針對受感染細胞釋放更多病毒前摧毀之。

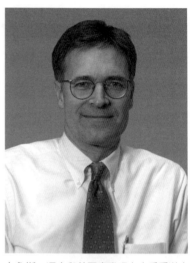

布魯斯・渥克與其同事發現有人受愛滋病毒感染卻未發病，他稱這些人為「菁英患者」。目前他和科學家已在全球尋找到大約一千名菁英患者，並準備提取其血液和 DNA 樣本，與普通的愛滋病毒感染者進行對比，希望能找到對付愛滋病病毒的新方法。

2010 年：研究顯示治療即是預防

抗反轉錄病毒藥物已經改變愛滋病流行的面貌，主要轉變為將最初的死刑成變成一種慢性疾病，特別是在已開發世界，如今科學家相信藥物設計作為治療方法也可能如預防方法般有效，保護健康個人一開始就不受愛滋病毒感染。

在一個三年期試驗，包括二千五百位高危險群愛滋病毒陰性同性戀男人，比起服用安慰劑的人，那些服用一種稱為 Truvada 的抗反轉錄病毒藥物（是 tenofovir 及 emtricitabine 的結合性藥物）的人被愛滋病毒感染的比例少 44%至 73%（根據他們如何具有信心地服用藥物而定），在 11 月報告，該發現在缺乏有效疫苗的情況下提高了希望，或許在感染前使用抗愛滋病毒藥物，可幫助預防愛滋病毒不會上身。

2011 年：Truvada 無法保護健康女人

在 11 月，由於發現抗反轉錄病毒藥物可預防健康男同性戀的新愛滋病毒感染，愛滋病專家都感到非常興奮，但是對高危險女人的後續試驗結果卻使他們失望，在 4 月，試驗的一部分被停止，因為情況變得十分清楚即相同的結合性藥物 Truvada 並無法保護未受感染的

女人，該研究包括一群非洲的性工作者，比較安慰劑該藥物在她們之間並未明顯地減少感染愛滋病毒的危險，研究人員仍然無法解釋為何此藥物失敗，但是某些重點是事實上女人可能並未老實地服用藥物如同她們該做的，此情況扭曲了結果。

2011 年：抗愛滋病毒藥物可預防夫妻間傳染

研究人員報告仍然有更多令人關心的數據出現，即目前醫生用來治療愛滋病毒感染之抗反轉錄病毒藥物也可有效地預防病毒傳播。在一個包括超過一千七百對同性戀夫妻的大型隨機試驗中（其中一人為愛滋病毒陽性而另一人則否），比那些並未立即開始治療的人，受感染的人服用抗愛滋病毒藥物後，會將病毒傳染給他們伴侶的危險性降低 96%。

該結果如此確定，負責進行該試驗的美國國家過敏及傳染病研究所所長安東尼・佛西（Anthony Fauci）博士，選擇提早公開報告，並在預定結束前四年停止在全世界的研究，所有研究參與者如今都給予抗反轉錄病毒治療法，其進一步證明可能存在有效方式來控制此種流行性疾病，特別是在開發中世界新感染的數目（尤其是在夫其妻間）持續升高。

2011 年：Edurant：發展中的新藥物

在 5 月，FDA 核可 rilpivirine（或稱 Edurant），這是在三年內被核可的第一種新型抗愛滋病毒藥物，由壯生公司的分公司製造，設計與其他抗反轉錄病毒藥物結合使用，像是 Truvada，rilpivirine 是一種非核苷（non-nucleoside）

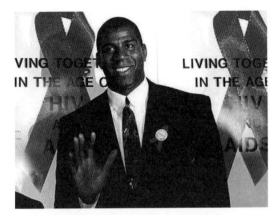

1991 年魔術強森（Magic Johnson ）在記者會上公布自己感染愛滋病毒，並退出籃球界；得病當時，許多人都覺得他活不過四十歲，但靠著雞尾酒療法與維持規律的生活，他已歡度五十二歲生日。強森退休後擔任愛滋病防治代言人，以實際行動為弱勢的愛滋病人代言，並化解社會對愛滋病的恐懼和歧視。

抗反轉轉錄酶抑制劑，一天服用一次，其功能是抑制病毒轉譯其基因密碼成為存活所需蛋白質的能力，與廣泛使用之 efavirenz（Sustiva）及 nevirapine（Viramine）類似，在包括超過一千三百位罹患愛滋病毒成年人的臨床試驗中比較 rilpivirine 與 efavirenz，結果前者同樣有效，在大約 80%的病患能減少愛滋病毒至血液中無法偵測的程度超過四十八個星期，許多研究發現 rilpivirine 對那些在血液中具有較少量病毒的人開始治療，比有大量病毒負載的人似乎作用更佳。

（2011 年 10 月號）

參考資料

1. Crawford, Hayley, Why 30 years of AIDS is only the tip of an iceberg. New Scientist Health News Online, 20110414.

2. Smith, Michael, HIV/AIDS pandemic hits 30-year mark with hope. ABC Health News Online, 20110529.

3. Altman, Lawrence, K., 30 Years in, we are still learning from AIDS. New York Times, 20110530.

4. Hutchison, Courtney, CDC marks the 30th anniversary of HIV/AIDS. ABC Health News Online, 20110602.

5. AIDS at 30: Medical Milestones in the Battle Against a Modern Plague. TIME Health News Online, 20110603.

附錄：愛滋病毒感染女人之謎

◎─江建勳

進行不安全的性行為時，女人面臨感染上愛滋病毒的危險可能比從前所想像的更大，實驗顯示病毒會侵入健康的陰道組織。

美國西北大學芬安伯格醫學院的湯瑪仕‧霍普（Thomas Hope）最近在舊金山細胞生物學會會議中提出他的發現，他認為直到現在，科學家對於在性行為時愛滋病毒如何由男人傳染給女人的細節了解極少，從前的論點認定無論如何在陰道一定有破口才可能傳播病毒，如今霍普與其同事發展出一種新方法來檢視病毒的活動，他們研究由子宮切除手術所取得剛切除

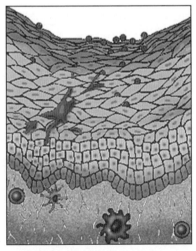

女生陰道的內皮組織，圓形細胞為 CD4 細胞，大型細胞為巨噬細胞，分支細胞為樹突細胞。

的陰道組織，並將攜帶螢光而由光線活化之追蹤劑加入愛滋病毒來感染組織，然後在顯微鏡下觀察病毒穿越生殖道內襯（稱為「扁平上皮」，squamous epithelium）時的情況，同時也以相同過程觀察非人類靈長動物。

結果發現真相：愛滋病毒原來會穿入皮膚構造並在細胞間迅速移動，由於當最外層皮膚細胞將要脫落時細胞不再緊密地結合在一起，而給予病毒穿越的機會，科學家藉由病毒發出的螢光，觀察在四個小時內，病毒就到達皮膚表面下幾分之一釐米，在此深度，愛滋病毒就能接觸並侵入免疫細胞，主要針對 CD4 T 細胞，強迫此種細胞作為病毒的製造工廠複製新病毒，其他免疫細胞還包括朗格漢氏細胞（langerhans cells）、巨噬細胞（macrophages）及樹突細胞（dendriteic cells），因此該發現對於從前認為病毒需要經皮膚傷口（包括因泡疹感染產生的潰瘍處）或經由子宮頸單層皮膚細胞襯裡穿過的理論產生懷疑，這也可能解釋為何某些愛滋病毒傳染的預防措施失敗，例如有臨床試驗證明，在非洲女人使用子宮帽來保護子宮頸的方法對於減少病毒傳播沒有效果，而研究預防生殖泡疹產生損傷的藥物設計也無效。

這是一個重要且未預期到的結果，對於愛滋病毒如何侵入女性生殖道有了新的了解，霍普強調我們急需新的預防策略或藥物治療

來抑制愛滋病毒經由女性生殖道皮膚進入人體。其他科學家表示：我們長久以來就知道，經由未保護之性行為男人將愛滋病毒傳給女人比女人傳給男人更容易，而此研究幫助我們了解為何如此。因此情況變得比以前更清楚，即保險套的使用是安全性行為上不可或缺的部分，除非確實曉得性伴侶沒有罹患愛滋病毒。從前筆者在教學時一直都有疑惑，即愛滋病毒在男同性戀間傳播極易，而為何如今女人得病的人數遠多過男人？現在終於獲得滿意的答案。

（2008 年 12 月號）

参考資料

1. Steenhuysen, J., HIV infects women through healthy tissue: U.S. study. YAHOO Health News Online, 20081217.
2. Women 'may face greater HIV risk'. BBC Health News Online, 20081217.

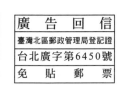
100台北市重慶南路一段37號

臺灣商務印書館　收

對摺寄回，謝謝！

傳統現代　並翼而翔

Flying with the wings of tradtion and modernity.

讀者回函卡

感謝您對本館的支持，為加強對您的服務，請填妥此卡，免付郵資寄回，可隨時收到本館最新出版訊息，及享受各種優惠。

■ 姓名：＿＿＿＿＿＿＿＿＿＿＿＿＿ 性別：□ 男 □ 女

■ 出生日期：＿＿＿＿年＿＿＿＿月＿＿＿＿日

■ 職業：□學生 □公務(含軍警) □家管 □服務 □金融 □製造
　　　　□資訊 □大眾傳播 □自由業 □農漁牧 □退休 □其他

■ 學歷：□高中以下（含高中）□大專 □研究所（含以上）

■ 地址：＿＿＿＿＿＿＿＿＿＿＿＿＿＿＿＿＿＿＿＿
　　　　＿＿＿＿＿＿＿＿＿＿＿＿＿＿＿＿＿＿＿＿

■ 電話：(H)＿＿＿＿＿＿＿＿＿ (O)＿＿＿＿＿＿＿＿＿

■ E-mail：＿＿＿＿＿＿＿＿＿＿＿＿＿＿＿＿＿＿

■ 購買書名：＿＿＿＿＿＿＿＿＿＿＿＿＿＿＿＿＿

■ 您從何處得知本書？
　　　□網路 □DM廣告 □報紙廣告 □報紙專欄 □傳單
　　　□書店 □親友介紹 □電視廣播 □雜誌廣告 □其他

■ 您喜歡閱讀哪一類別的書籍？
　　　□哲學‧宗教 □藝術‧心靈 □人文‧科普 □商業‧投資
　　　□社會‧文化 □親子‧學習 □生活‧休閒 □醫學‧養生
　　　□文學‧小說 □歷史‧傳記

■ 您對本書的意見？（A/滿意 B/尚可 C/須改進）
　　　內容＿＿＿＿＿編輯＿＿＿＿校對＿＿＿＿翻譯＿＿＿＿
　　　封面設計＿＿＿＿價格＿＿＿＿其他＿＿＿＿＿＿＿

■ 您的建議：＿＿＿＿＿＿＿＿＿＿＿＿＿＿＿＿＿

※ 歡迎您隨時至本館網路書店發表書評及留下任何意見

臺灣商務印書館 The Commercial Press, Ltd.

台北市100重慶南路一段三十七號　電話：(02)23115538
讀者服務專線：0800056196　傳真：(02)23710274
郵撥：0000165-1號　E-mail：ecptw@cptw.com.tw
網路書店網址：http://www.cptw.com.tw 部落格：http://blog.yam.com/ecptw
臉書：http://facebook.com/ecptw